Alexandra Groß, Ramona Pech,
Ivan Vlassenko (Hg.)

# HIV/AIDS

D1675088

# Medizin

## Band 22

LIT

Alexandra Groß, Ramona Pech,
Ivan Vlassenko (Hg.)

# HIV/AIDS

Interdisziplinäre
Perspektiven

LIT

Dieser Sammelband wurde mit finanzieller Unterstützung der Bayreuth International Graduate School of African Studies (BIGSAS) gedruckt.

Gedruckt auf alterungsbeständigem Werkdruckpapier entsprechend
ANSI Z3948    DIN ISO 9706

**Bibliografische Information der Deutschen Nationalbibliothek**
Die Deutsche Nationalbibliothek verzeichnet diese Publikation in der Deutschen Nationalbibliografie; detaillierte bibliografische Daten sind im Internet über http://dnb.dnb.de abrufbar.

ISBN 978-3-643-14210-8 (br.)
ISBN 978-3-643-34210-2 (PDF)

© LIT VERLAG Dr. W. Hopf  Berlin  2019
Verlagskontakt:
Fresnostr. 2    D-48159 Münster
Tel. +49 (0) 2 51-62 03 20
E-Mail: lit@lit-verlag.de    http://www.lit-verlag.de

**Auslieferung:**
Deutschland: LIT Verlag, Fresnostr. 2, D-48159 Münster
Tel. +49 (0) 2 51-620 32 22, E-Mail: vertrieb@lit-verlag.de
E-Books sind erhältlich unter www.litwebshop.de

# INHALT

# EINLEITUNG: HIV/AIDS – INTERDISZIPLINÄRE PERSPEKTIVEN

Alexandra GROSS, Ramona PECH & Ivan VLASSENKO

Der vorliegende Band geht auf die internationale Tagung „HIV/AIDS – Interdisziplinäre Perspektiven" zurück, die von den Herausgeber/innen in Kooperation mit den Lehrstühlen Germanistische Linguistik und Romanische und Allgemeine Sprachwissenschaft der Universität Bayreuth organisiert wurde und dort im September 2014 stattfand.[1] Die Tagung bot sowohl Wissenschaftler/innen als auch Vertreter/innen aus der Praxis ein Forum zum Austausch und zur Diskussion aktueller Arbeitsschwerpunkte und Forschungsergebnisse zum Thema HIV/AIDS. Sie zielte darauf ab, Expert/innen aus unterschiedlichen Fachbereichen und Berufsfeldern zusammenzuführen, die sich auf methodisch vielfältige Weise mit HIV/AIDS auseinandersetzen oder in der HIV/AIDS-Arbeit tätig sind, um die jeweiligen fachbezogenen Perspektiven auf HIV/AIDS für die entsprechenden wissenschaftlichen Disziplinen und Praxisfelder fruchtbar zu machen. Der Austausch sollte dazu dienen, die interdisziplinäre Zusammenarbeit im Kampf sowohl gegen die HIV-Infektion und die Stigmatisierung von Betroffenen sowie im Bereich der Aufklärung und Prävention zu fördern. Die Konferenzbeiträge kamen aus den Bereichen Medizin, Epidemiologie, geographische Entwicklungsforschung und Ethnologie, aus den Sprach- und Kommunikationswissenschaften, den Literatur-, Film- und Medienwissenschaften, den Kunstwissenschaften und den Gesundheitswissenschaften sowie aus der Präventions-, Beratungs- und Therapiepraxis. Sie gewährten in-

[1] Die Tagung wurde von der Oberfrankenstiftung, der Graduate School der Universität Bayreuth, der Bayreuth Graduate School of African Studies (BIGSAS), dem Internationalen Promotionsprogramm „Kulturbegegnungen" sowie dem Universitätsverein Bayreuth finanziell unterstützt. Den genannten Organisationen sei an dieser Stelle noch einmal herzlich gedankt.

teressante Einblicke in das jeweilige Forschungs- oder Tätigkeitsfeld der Beitragenden und offenbaren zugleich die globale Relevanz der multidisziplinären Auseinandersetzung mit HIV/AIDS. Die Beiträge des vorliegenden gleichnamigen Sammelbandes stellen verschriftlichte Weiterentwicklungen einer Auswahl an Tagungsvorträgen dar.[2] In ihrer Vielfalt und Heterogenität hinsichtlich des disziplinären Zugangs ermöglichen sie nicht nur, HIV/AIDS von ganz unterschiedlichen Seiten zu beleuchten, sondern unterstreichen zugleich auch die Komplexität des Phänomens. Die Lektüre des vorliegenden Bandes soll deutlich machen, dass HIV/AIDS medizinische, psychosoziale, sozioökonomische, sprachlich-interaktive und kulturelle Dimensionen aufweist und damit eine gesamtgesellschaftlich relevante Erscheinung unserer Zeit ist. Sein Hineinwirken in verschiedene Lebensbereiche kann wissenschaftlich daher am besten durch multi- und interdisziplinäre Zugänge erfasst werden.

## 1 HIV/AIDS ALS KOMPLEXES UND VIELSCHICHTIGES PHÄNOMEN

HIV/AIDS ist ein internationales Phänomen mit einer mittlerweile mehr als 30-jährigen Geschichte: Mehr als 60 Millionen HIV-Infektionen und knapp 30 Millionen AIDS-Tote seit Beginn der Epidemie in den frühen 1980er Jahren zeichnen ein für das Zeitalter der Postindustrialisierung alarmierendes Bild. Die Erfolge internationaler Präventionsmaßnahmen, die Fortschritte der HIV-Forschung und die stetig besser werdenden medikamentösen Präventions- und Therapiemöglichkeiten dämmten die verheerenden Auswirkungen ein, dürfen nicht darüber hinwegtäuschen, dass HIV/AIDS nach wie vor nicht heilbar ist und in weiten Teilen der Welt auch im 21. Jahrhundert ein großes medizinisches und gesundheitspolitisches Problem darstellt. Vor allem in ökonomisch schwachen Staaten mit hohen Prävalenzraten (etwa in Ländern des subsaharischen Afrika) sind die Auswirkungen von HIV/AIDS auf politischer und ökonomischer Ebene ebenso spürbar wie hinsichtlich ihrer psychosozialen Dimension: Die Infektionskrankheit verursacht den Staatshaushalten und Gesundheitssystemen Kosten in Milliardenhöhe. HIV/AIDS wirkt sich hier negativ auf die Wirtschaftsleistung

---

[2]  Eine Ausnahme stellt der Beitrag von Eniola Boluwaduro & Alexandra Groß dar.

und die gesellschaftlichen Strukturen aus, es zerbricht Wertesysteme und lässt soziale und genderspezifische Ungleichheiten neu aufleben.

In westlichen Industrienationen scheint HIV/AIDS dagegen keine ähnlich verheerende Wirkung mehr zu entfalten; sowohl gesundheitspolitisch als auch gesellschaftlich-diskursiv folgte auf die anfängliche Phase des Exzeptionalismus eine zunehmende Normalisierung, die sich u. a. an der Verstetigung institutioneller Strukturen wie den kommunalen AIDShilfen und HIV-Schwerpunktpraxen in Deutschland zeigt. Der Ausnahmezustand von HIV/AIDS scheint beendet, es wird zunehmend wie andere chronische Infektionskrankheiten behandelt: „epidemiologisch eher unbedeutend, präventiv halbwegs akzeptabel kontrolliert und medizinisch zunehmend beherrschbar" (Rosenbrock & Schaeffer 2003, 7).

Dennoch kann „die heutige gesellschaftliche Wahrnehmung von HIV ( . . . ) [allenfalls] als gemischt" betrachtet werden (ibid., 7). So ist nicht zu vernachlässigen, dass eine HIV-Infektion für Betroffene noch immer „ein Motor sozialer Desintegration" (Schmidt 2009, 70) ist und HIV-Positive nicht selten unter gesellschaftlichen Stigmatisierungen leiden (cf. Schorling & Ramtohul i. d. B.). HIV greift auf diese Weise nicht nur das Immunsystem, sondern auch das Identitätskonzept von HIV-positiven Menschen an (Groß 2018). Dies ist u. a. dadurch bedingt, dass gesellschaftlich-diskursive, z. T. religiöse Bewertungen von HIV/AIDS, die mit dem Beginn der Pandemie in den 1980er Jahren aufkamen, bis heute persistieren, so dass HIV/AIDS noch immer eine gesellschaftliche Sonderstellung unter allen Erkrankungen einnimmt. Mediale HIV-Diskurse, die auch in diesem Sammelband zur Sprache kommen (cf. die Beiträge von Knuchel und Jann i. d. B.), spiegeln die gesellschaftliche Sicht auf HIV/AIDS wider und sind ihrerseits geprägt von unterschiedlichen Perspektiven von Gruppen von Betroffenen und (medizinischen) Akteuren: Hier werden Deutungshoheiten für sich reklamiert und unterschiedliche Interessen verfolgt, z. B. die Mobilisierung von Solidarität und Mitgefühl oder die Ausgrenzung von Betroffenen bzw. die Beurteilung von der als schuldhaft und moralisch zweifelhaft bewerteten Infektion (cf. Stürmer & Salewski 2009). Die Beiträge dieses Bandes, die im Folgenden einzeln vorgestellt werden sollen, bieten eine Auswahl dessen, wie HIV/AIDS aus unterschiedlichen Perspektiven und in verschiedenen Bereichen wissenschaftlich und berufspraktisch wahrgenommen wird. Ohne notwendigerweise explizit darauf zu verweisen, spiegeln alle Beiträge doch die parallelen Existenzen von HIV/AIDS als exzeptionelle vs. als normale Erkrankung, die sein Bild bis heute prägen.

## 2 DIE BEITRÄGE DIESES BANDES

**Christoph Stephan** thematisiert in seinem medizinischen Beitrag die Herausforderungen, vor denen medizinische Akteure in westlichen Industrienationen in der HIV-Diagnostik und Behandlung von HIV-positiven Patient/innen gegenwärtig stehen. Dabei greift er sowohl auf aktuelle wissenschaftliche Erkenntnisse als auch auf seine eigene Erfahrung als behandelnder Arzt zurück. Ausgehend von den Erfolgen der hochaktiven antiretroviralen Therapie und der damit einhergehenden Wandlung von HIV/AIDS von einer tödlichen Krankheit zu einer gut behandelbaren Infektion stellt Stephan zunächst dar, mit welchen Wechsel- und Nebenwirkungen sowie langfristigen Folgen die medikamentöse Therapie einhergeht und welchen individuellen Bedingungen sie gerecht werden muss. Mit Blick auf Letzteres verweist er insbesondere auf die sich wandelnden Lebensumstände und die chronischen Begleiterkrankungen eines kontinuierlich älter werdenden Patientenkollektivs, die die funktionierende Kooperation verschiedener medizinischer Akteure erfordern. Stephan diskutiert die Schwierigkeiten, die sich hinsichtlich des Erkennens der diagnostischen Indikation für einen HIV-Test ergeben, und verdeutlicht dabei zugleich die Vorteile eines frühen Therapiebeginns und die Probleme, die sich im umgekehrten Fall eines späten Therapiebeginns ergeben. Er beschreibt die Anforderungen der antiretroviralen Therapie, wobei er in erster Linie auf die Notwendigkeit eingeht, die Medikamente ein Leben lang ohne Therapiepausen einzunehmen, um die Bildung von Resistenzen zu verhindern. Stephan schließt seinen Beitrag mit einem kurzen Ausblick auf die aktuell diskutierten Möglichkeiten einer Heilung von HIV/AIDS ab.

Auch **Elisabeth Schorling & Isabel Ramtohul** gehen in ihrem gesundheitswissenschaftlichen Beitrag davon aus, dass sich HIV/AIDS in westlichen Industrienationen zu einer gut behandelbaren chronischen Krankheit gewandelt hat, die nichtsdestotrotz erhebliche Auswirkungen auf die Lebensqualität von Betroffenen hat. Basierend auf dem Konzept der *gesund-*

*heitsbezogenen Lebensqualität* zeichnen die beiden Autorinnen den Einfluss nach, den HIV/AIDS auf das Leben HIV-positiver Menschen und deren Umfeld nimmt. Mit der körperlichen, der psychologischen, der sozialen und der Umweltdimension diskutieren sie vier Lebensbereiche, in die HIV/AIDS in unterschiedlichem Ausmaß hineinwirkt. Schorling & Ramtohul greifen auf verschiedene Studien zurück, in denen die spezifische Ausgestaltung der vier genannten Dimensionen der gesundheitsbezogenen Lebensqualität bei HIV/AIDS mithilfe von Fragebögen, Interviews und anderen Erhebungsinstrumenten nachgezeichnet und quantifiziert wurde. Dabei gehen sie nicht nur auf körperliche Auswirkungen wie beispielsweise den Verlust der körperlichen Fähigkeiten und damit einhergehend krankheitsbezogene Fehlzeiten am Arbeitsplatz ein, sondern auch auf das Selbstbild und die Selbstachtung von Betroffenen, die von Schuldgefühlen, Scham und Angst bis hin zu Suizidgedanken geprägt sein können. Schorling & Ramtohul kommen ausgehend von der Diskussion verschiedener quantitativer und qualitativer Untersuchungen zum Ergebnis, dass diskriminierendes und stigmatisierendes Verhalten einen erheblichen negativen Einfluss auf die Lebensqualität von Betroffenen hat, wohingegen sich eine erfolgreich verlaufende antiretrovirale Therapie positiv auf alle Lebensbereiche auswirkt.

**Eniola Boluwaduro & Alexandra Groß** untersuchen ärztliche HIV-Sprechstunden mit HIV-positiven Patient/innen in Deutschland und Nigeria mit Methoden der linguistischen Gesprächsanalyse. Die Autorinnen fokussieren in ihrem Beitrag die ärztliche Eröffnungsfrage „Wie geht's Ihnen" bzw. ihr Pendant in Englisch „How are you (doing)?" und Yoruba „Báwo lara (yín)". „Wie geht's"-Fragen („How are you doing questions", abgekürzt: HAYQ) stellen sowohl in deutschen als auch in nigerianischen HIV-Sprechstunden die häufigste ärztliche Eröffnungsinitiative dar. Vor dem Hintergrund, dass HAYQ in beiden kulturellen Kontexten formal mit alltagsinteraktionalen Praktiken des Begrüßens bzw. des Elizitierens eines ersten Themas identisch sind, fragt der Beitrag danach, welchen interaktionalen „Boden" die Gesprächsteilnehmer/innen durch HAYQ betreten. Es wird untersucht, wie sowohl die sequenzielle Einbettung von HAYQ in die Eröffnungsphase der Arzt/Patient-Gespräche als auch linguistische Gestaltungsvarianten die interaktionale Bedeutung von HAYQ als alltagsweltlicher *first topic elicitor* oder anamnestische Frage prägen und auf welche Weise das erfragte Befinden der Patient/innen im Anschluss an Eröffnungssequenzen mit HAYQ relevant bleibt.

Eine vergleichende Analyse der nigerianischen und deutschen Gespräche zeigt, dass HAYQ in deutschen HIV-Sprechstunden vorwiegend als medizinische Frage behandelt werden. Weiterhin zeigen die Antworten der Patient/innen, dass sie sich an einer interaktiven Präferenz für Wohlbefindensbekundungen orientieren; sie kontextualisieren auf diese Weise die ärztliche Erwartung, dass es ihnen gut geht. Das Bekunden eines positiven Befindens kann hier aber auch – vergleichbar mit nichtinstitutionellen Gesprächen – Ausgangspunkt für informelle Gesprächssequenzen über (biographische) Aspekte von Wohlbefinden sein. Wohlbefindensbekundungen auf HAYQ in den nigerianischen Sprechstunden werden dagegen entweder als irrelevant oder inadäquat für die medizinische Agenda behandelt. Groß & Boluwaduro diskutieren die Ergebnisse mit Hinblick darauf, dass die untersuchten Eröffnungsphasen der Gespräche einen ersten Anhaltspunkt dafür liefern, dass die in beiden Ländern ähnlich routinemäßig stattfindenden HIV-Sprechstunden doch mit unterschiedlichen Erwartungen an das patientenseitige Wohlbefinden und somit mit divergierenden Konzeptionalisierungen der Gespräche – als *well visit* vs. als *problem purpose encounter* – einhergehen. Das Bekunden eines guten Befindens durch Patient/innen weist somit auch immer eine moralische Dimension auf.

Ähnlich wie Stephan sowie Schorling & Ramtohul geht auch **Nina Jann** in ihrem diskursanalytischen Beitrag davon aus, dass die Einführung der modernen Kombinationstherapie im Jahr 1996 einen in westlichen Industrienationen deutlich wahrnehmbaren Wandel einleitete, der sich in der inzwischen verbreiteten Differenzierung zwischen altem und neuem AIDS niederschlägt und zu neuen gesellschaftlichen, individuellen und professionellen Umgangsformen mit der Infektion und einer damit einhergehenden Normalisierung führte. Im Mittelpunkt ihres Beitrags steht die Frage, welche Wechselwirkungen sich zwischen den medizinischen Fortschritten, den veränderten gesellschaftlichen Bewertungsmaßstäben und der Art und Weise der Diskursivierung von HIV und AIDS beobachten lassen. Zur Beantwortung dieser Frage untersucht Jann ein Korpus aus 133 Meldungen und Reportagen, die zwischen 1996 und 2013 im Nachrichtenmagazin DER

SPIEGEL erschienen sind. Die Ergebnisse ihrer Untersuchung stellt sie den Deutungsmustern gegenüber, welche die öffentlich-mediale Auseinandersetzung mit HIV und AIDS vor 1996 prägten. Dabei zeigt sich, dass die Rede vom neuen AIDS brüchig und trügerisch ist und verschiedene, dem Begriff innewohnende Ambivalenzen zutage treten: HIV/AIDS wird einerseits als normale, behandelbare und kontrollierbare Erkrankung dargestellt, doch erweisen sich andererseits verschiedene Elemente der frühen Diskursivierung als erstaunlich stabil, darunter insbesondere die Assoziation von HIV/AIDS mit marginalisierten Bevölkerungsgruppen und einer abweichenden sexuellen Lebensweise. Janns Untersuchung macht deutlich, dass der Begriff des neuen AIDS aus biomedizinischer Perspektive gerechtfertigt sein mag, mit Blick auf die mediale Auseinandersetzung mit HIV/AIDS jedoch zu relativieren ist.

Ein detailliertes Bild von der Medienberichterstattung zu HIV und AIDS zwischen 1983 und 1995 sowie zwischen 1996 und 2010 zeichnet **Daniel Knuchel**. Sein diskursanalytischer Beitrag basiert auf einem umfangreichen HIV/AIDS-Korpus, das mit mehr als 6.200 Texten alle von 1983 bis 2010 im Nachrichtenmagazin DER SPIEGEL erschienenen thematisch einschlägigen Artikel beinhaltet und das er in verschiedene Subkorpora unterteilt. Ergänzend dazu greift Knuchel auf ein mehr als 171.000 Texte umfassendes Referenzkorpus zurück. Seine Untersuchung der verschiedenen Teilkorpora und der Vergleich mit dem Referenzkorpus machen zunächst deutlich, dass zwischen 1996 und 2010 deutlich seltener über HIV und AIDS berichtet wird als in den Anfangsjahren der Pandemie. Einen Wandel stellt Knuchel auch mit Blick auf die Rubriken dar, denen die veröffentlichten Artikel zuzurechnen sind: Wurden HIV und AIDS zwischen 1983 und 1995 überwiegend in den Rubriken ‚Deutschland' und ‚Kultur und Gesellschaft' thematisiert, so finden sich entsprechende Beiträge zwischen 1996 und 2010 verstärkt in den Rubriken ‚Wissenschaft' und ‚Ausland'. HIV/AIDS verlagert sich einerseits von Deutschland ins Ausland und entwickelt sich andererseits von einem gesellschaftlich-kulturellen zu einem primär wissenschaftlichen Thema, was auch die im Anschluss vorgenommene Keyword-Analyse unterstreicht. Nicht zuletzt beobachtet Knuchel eine lexikalische Normalisierung: Anders als die Anfangsjahre der Pandemie sind die Jahre 1996 bis 2010 nicht mehr von Inkonsistenzen in

der Bezeichnung des Erregers gekennzeichnet, der nun einheitlich als ‚HI-
Virus' oder ‚HIV' bezeichnet wird.

**Anu Pande** untersucht in ihrem literaturwissenschaftlichen Beitrag sieben autobiographische Erzählungen von HIV-positiven und/oder an AIDS
erkrankten Autoren und widmet sich damit der Literarisierung von HIV/
AIDS als einer Erkrankung, die zur Zeit der Veröffentlichung der Romane noch todbringend war. In ihrer kontrastiven Analyse arbeitet Pande To-
poi und Themen heraus, die sich wie rote Fäden durch die Romane ziehen und als zentrale Charakteristika der literarischen Verarbeitung einer
AIDS-Erkrankung in den Anfangsjahren der Pandemie im deutschsprachigen Raum gelten können. Pande kommt zu dem Ergebnis, dass die Erzählungen für die Schreibenden gleichsam ein Akt des Widerstands und
der Befreiung sind: Die Betroffenen kämpfen gegen die häufig ablehnen-
den Reaktionen ihres familiären Umfelds und der Gesellschaft, gegen die
mit der Erkrankung einhergehende Entmenschlichung und gegen den Tod
selbst sowie für die Erhaltung der eigenen Integrität und Autonomie in einer neuen Gemeinschaft aus Gleichgesinnten. So gestalten sie beispielsweise ihr Patienten-Ich zu einem Schreibenden-Ich um und entwickeln eine neue Gemeinschaftsidentität. Auffällig ist des Weiteren, dass sie HIV/
AIDS auf einen der Erzählstränge reduzieren und damit dezentralisieren
sowie die in der Schulmedizin typische Hierarchie zwischen Ärzten und
Patienten zu nivellieren versuchen. Die in den untersuchten Texten zutage tretenden Widerstandsstrategien gegen die immer wieder erlebte Stigmatisierung und Ausgrenzung seitens der Gesellschaft ermöglichen es den
Autoren, die Grenzerfahrung AIDS zu verarbeiten und ins Leben zu integrieren, anstatt sie als Bruch mit dem vergangenen Leben zu betrachten,
und trotz ihrer Infektion menschenwürdig weiterzuleben.

**Martina Drescher** widmet sich Präventionspraktiken in Ländern des
frankophonen subsaharischen Afrika, in denen HIV/AIDS immer noch in
vielen Fällen eine bedrohliche und tödlich verlaufende Erkrankung darstellt. Präventionskampagnen bleiben hier ein zentrales Mittel im Kampf
gegen weitere Ausbreitungen der Pandemie; sie nutzen verschiedene mediale Ressourcen, u. a. sind Plakate in diesen Kampagnen eine essenzielle Komponente. Ihre Gestaltung beruht auf Prinzipien des sozialen Mar-
ketings und muss im Zuge dessen die Identifikation der Adressat/innen

und Zielgruppen im Blick haben. Die Autorin setzt sich in ihrem Beitrag zum Ziel, HIV/AIDS-Plakate aus dem frankophonen subsaharischen Afrika genauer hinsichtlich ihrer sprachlich-textuellen und visuellen Ausrichtung auf spezifische Zielgruppen zu betrachten. Sie untersuchte für diesen Zweck ein umfangreiches Korpus von Plakaten verschiedener HIV/AIDS-Kampagnen, welche aus dem Archiv des Deutschen Hygienemuseums in Dresden bereitgestellt wurden, und stützt sich zusätzlich auf Fotos von HIV/AIDS-Plakaten in ihrem jeweiligen Umfeld. Martina Drescher beschreibt, wie die Inhalte der Plakate im Spannungsfeld von Nichtwissen und Wissen der Bevölkerung über die Immunschwächekrankheit operieren. Als zentral erweist sich die semiotische Verbindung zwischen textuellen und visuellen Elementen, die in einer Reihe von Fallbeispielen illustriert wird. Diese zeigen, dass die Plakate vor allem hinsichtlich ihrer bildlichen Elemente spezifische Adressatenzuschnitte aufweisen, indem sie etwa an afrikanische Bildtraditionen angepasst sind. Für sprachliche Elemente der Plakate stellt Martina Drescher dagegen fest, dass diese an der exogenen französischen Sprachnorm orientiert bleiben. Sie diskutiert ihre Ergebnisse vor allem mit Hinblick auf den Befund, dass dem globalen Problem HIV/AIDS in der Prävention nicht mit einer globalen Sprache beizukommen ist, und unterstreicht die Notwendigkeit der Kultursensitivität von Präventionspraktiken.

## LITERATUR

Groß, A. (2018): Arzt/Patient-Gespräche in der HIV-Ambulanz. Facetten einer chronischen Gesprächsbeziehung. Göttingen: Verlag für Gesprächsforschung.
Jann, N. (i. d. B.): Das neue AIDS? Die Diskursivierung von HIV und AIDS im SPIEGEL von 1996–2013.
Knuchel, D. (i. d. B.): ,Old' AIDS – ,New' AIDS in Der Spiegel? A corpus linguistic approach to conceptualisations of HIV/AIDS.
Rosenbrock, R. & Schaeffer, D. (2003): Die Normalisierung von AIDS. Politik – Prävention – Krankenversorgung (Ergebnisse sozialwissenschaftlicher AIDS-Forschung, Band 23). Berlin: Edition Sigma.
Schmidt, S. (2009): HIV und AIDS im gesellschaftlichen Bewusstsein. Wissen und Umgang mit HIV und AIDS in der Gesellschaft sowie Konsequenzen und Aufträge für die soziale Arbeit. Saarbrücken: VDM.

Schorling, E. & Ramtohul, I. (i. d. B.): Gesundheitsbezogene Lebensqualität bei HIV/AIDS-Betroffenen.

Stürmer, S. & Salewski, C. (2009): Chronische Krankheit als Stigma: Das Beispiel HIV/AIDS. In: A. Beelmann & K. Jonas (eds.): Diskriminierung und Toleranz. Psychologische Grundlagen und Anwendungsperspektiven. Wiesbaden: Springer VS, 263–281.

# Herausforderungen und Fortschritte in der Diagnostik und Therapie bei HIV und AIDS

Christoph STEPHAN

## 1 HIV/AIDS und die antiretrovirale Therapie

Das klinische Bild der HIV-Infektion hat sich durch die moderne, hochaktive antiretrovirale Therapie (englisch: *highly active antiretroviral therapy* oder HAART) wesentlich gewandelt, und zwar von einer nicht behandelbaren, tödlich verlaufenden Seuche hin zu einer dauerhaft behandelbaren Infektion, jedoch um den Preis einer komplizierten Dauertherapie.

Das Retrovirus HIV (englisch: *human immunodeficiency virus*) ist die Ursache von AIDS (englisch: *acquired immune deficiency syndrome*);[1] es kann bei infizierten Personen aus Blut und Lymphknoten regelmäßig isoliert werden. Die Übertragung von HIV erfolgt primär durch Geschlechtsverkehr, durch die gemeinsame Benutzung infizierter Injektionsbestecke oder im Zuge der Transfusion von infiziertem Blut oder Blutprodukten. Des Weiteren kann HIV bei einer vorliegenden Infektion der Mutter sowohl diaplazentar als auch intrapartal auf das Kind übertragen werden. Andere Übertragungsmechanismen spielen epidemiologisch kaum eine Rolle. Die seit 1981 epidemisch bekannte HIV-Krankheit, deren ursprüngliches Erregerreservoir offenbar afrikanische Affen waren, breitet sich weiterhin weltweit aus. Besonders betroffen sind – den Ansteckungswegen folgend –

---

[1]  99 Prozent aller HIV-Positiven sind mit HIV-1 (Gruppe M) infiziert. HIV-2, das einen weniger aggressiven Krankheitsverlauf annimmt, aber ebenfalls AIDS hervorrufen kann, kommt selten vor und ist epidemiologisch meist auf Westafrika sowie von dort stammende Migranten beschränkt. Auch Doppelinfektionen mit HIV-1 und HIV-2 kommen vor, ebenso wie Infektionen mit seltenen Varianten von HIV-1 (Gruppen O und P).

sogenannte Risikogruppen: männliche Homosexuelle, Heroinsüchtige, Sexualpartner von Erkrankten sowie Neugeborene infizierter Mütter.

Als Latenzphase einer HIV-Infektion wird die Zeit einer weitgehend inapparenten, aber heftigen Auseinandersetzung zwischen Virus und körpereigener Abwehr bezeichnet. Schwere klinische Erscheinungen treten erst dann auf, wenn die Infektion die Abwehr überwindet. Ein bis sechs Wochen nach der Ansteckung kann das akute HIV-Syndrom auftreten, das mit Symptomen wie Fieber und Lymphknotenschwellung einer akuten Grippe ähnelt und auch ohne Therapie bald abklingt. Im Allgemeinen dauert es sechs bis acht (in Einzelfällen bis zu zwölf) Wochen, bis nach der Infektion Antikörper gebildet werden. Das Virus befällt vor allem Zellen des Immunsystems, bevorzugt T-Helfer-Lymphozyten (CD4-Zellen) und Makrophagen. Drei bis zehn Jahre nach der Infektion kommt es durch eine globale Immun-Dysfunktion mit Verminderung der T-Helferzellen und Makrophagen zu opportunistischen Infektionen und Tumoren. Auch das Virus selbst kann Erkrankungen bedingen, beispielsweise Kachexie und Enzephalopathie.[2]

Die Frühzeit der antiretroviralen Therapie war durch häufige Resistenzentstehungen aufgrund nicht suppressiver Monotherapien und Kombinationen geprägt. Die Viren wurden sehr schnell resistent und die Erfolge der Therapie waren daher nicht anhaltend. Die Jahre 1995/1996 brachten schließlich eine Wende hin zu deutlich nachhaltigeren therapeutischen Erfolgen: Die Einführung der Medikamentenklasse der Proteaseinhibitoren markierte den Beginn einer vollständig virus-suppressiven Therapie, der eingangs bereits erwähnten hochaktiven antiretroviralen Kombinationstherapie HAART. Mit ihr hat sich der Verlauf der Erkrankung dramatisch ver-

---

[2]   HIV ist ein neurotropes Virus, das heißt, es ist in der Lage, sich auch im Zentralnervensystem (ZNS) eigenständig zu vermehren. Das ZNS ist durch die Blut-Hirnschranke getrennt und bildet ein eigenes Körperkompartiment, den sogenannten dritten Raum (Blutkreislaufsystem und Gewebe sind die Räume 1 und 2). Wenn sich HIV unkontrolliert im ZNS (also jenseits der Blut-Hirnschranke) vermehrt, kann klinisch eine Art Demenz mit Dämmerzustand bis hin zum Koma entstehen – die HIV-Enzephalopathie. Das HIV-Kachexie-Syndrom (ICD-10 Code R64), also das Ausgemergeltsein bei ungebremster HIV-Infektion, markiert ebenfalls das Vollbild AIDS und erklärt sich pathophysiologisch über den exorbitant gesteigerten Kalorienverbrauch, den die HIV-Replikation erfordert und der zu einem drastischen Fett- und Muskelabbau führt.

bessert. In der Folge ist auch die Inzidenz opportunistischer Infektionen stark zurückgegangen. Die HIV-Therapie ist heute differenziert wie nie. Erst die individualisierte Therapie – angepasst an die Lebensweise und die medizinischen Vorbedingungen des jeweiligen Patienten – sichert den dauerhaften Behandlungserfolg.

Ziel dieses Beitrags ist es, aus der Perspektive eines behandelnden Arztes die aktuellen Herausforderungen für die ambulante HIV-Therapie zu beleuchten. Hierbei schöpfe ich sowohl aus eigenem Erfahrungswissen im Zuge meiner langjährigen Behandlungspraxis als auch aus relevanten medizinischen Studien. Folgende Herausforderungen für die medizinische Behandlung von HIV sollen dargestellt werden: Neben medizinischen Herausforderungen wie medikamentöse Neben- und Wechselwirkungen (Abschnitt 2) und der Versorgung älterer HIV-Patient/innen (Abschnitt 3) werden Barrieren der Diagnosestellung (Abschnitt 4) und Aspekte der effektiven Behandlung von Patientinnen und Patienten mit HIV (Abschnitt 5 und 6) diskutiert. Abschließend werden wissenschaftliche Perspektiven auf die Heilung von HIV aufgezeigt (Abschnitt 7).

## 2 NEBEN- UND WECHSELWIRKUNGEN DER MEDIKAMENTÖSEN THERAPIE

Fast jährlich aktualisieren internationale und auch deutsche Fachgesellschaften wie die Deutsche AIDS-Gesellschaft (DAIG) ihre Leitlinien zur Behandlung von HIV und AIDS (Deutsche AIDS-Gesellschaft 2015). Dennoch bleiben viele Fragen bezüglich der aktuellen Behandlungspraxis offen.

Die Versorgung der Patienten wird heute von spezialisierten Behandlungszentren übernommen. Diese finden sich zumeist an großen (Universitäts-) Kliniken, aber zunehmend auch in Schwerpunktpraxen oder medizinischen Versorgungszentren. Eine Herausforderung für die Therapie ergibt sich dabei aus ihrer Spezialisierung: Die Behandlung beschränkt sich in der Regel primär auf die Indikationsstellung und auf die Kontrolle der antiretroviralen Therapie sowie HIV-assoziierter Komplikationen der Patienten. Noch sind die bisher lebenslang erforderlichen Therapien teuer und werden insbesondere bei langer Vorgeschichte mitunter kompliziert. Sie sind oft mit Versagen, Nebenwirkungen und Wechselwirkungen behaftet und müssen individuellen Bedingungen wie beispielsweise Begleiterkrankungen sowie dem Alter und Geschlecht angepasst werden. Während anfangs die akuten Probleme der schlecht verträglichen, aber lebensrettenden antiretroviralen Medikamente im Vordergrund standen, hat sich der klinische Schwerpunkt in den letzten Jahren auf Fragen der chronischen Toxizität sowie auf Nebenwirkungen, Interaktionen und metabolische und andere Störungen einer alternden Population (Hyperlipidämie, Diabetes, koronare Herzkrankheit) verschoben. Eine typische Herausforderung für den Praxisalltag ist daher die Einschätzung der therapeutischen Relevanz von Wechselwirkungen zwischen der antiretroviralen Medikation und der medikamentösen Behandlung von Begleiterkrankungen. Häufig werden beispielsweise Cholesterinsenker verschrieben, etwa nach der Erstdiagnose einer koronaren Herzkrankheit, wobei oftmals Simvastatin rezeptiert wird. Viele HIV-Patienten erhalten im Rahmen der antiretroviralen Therapiekombination jedoch Ritonavir, das den Cytochrom P-450-abhängigen Metabolisierungsweg des wirksamen HIV-Proteasehemmers, aber auch des Wirkstoffs Simvastatin blockiert. Damit wird der Wirkspiegel von Simvastatin ungewollt massiv angehoben und kann unkontrolliert in einer vital bedrohlichen Rhabdomyolyse (Muskelzerfallskrankheit) enden.

## 3 INSTITUTIONELLE KOOPERATIONEN ZUR VERSORGUNG ÄLTERER HIV-PATIENTEN

Neue Herausforderungen für die ambulante HIV-Therapie entstehen auch aus der längeren Lebenserwartung der Patienten: Die HIV-Infektion wandelt sich immer mehr von einer tödlich verlaufenden zu einer chronischen und kontrollierbaren Infektionserkrankung.

Stellten zu Beginn der HAART-Ära schwerwiegende Nebenwirkungen wie Nieren- oder Leberorganversagen, Pankreatitis, Neurotoxizität und Durchfall-Symptome akute Probleme dar, so sind zunehmend Langzeit-Verträglichkeitsprobleme in den Vordergrund gerückt, darunter das Thema der Fettumverteilungsstörung (Lipodystrophie und -atrophie). Heute stehen vor allem Fettstoffwechselstörungen (zum Beispiel Hypercholesterinämie und Hypertriglyceridämie), chronische Nierentoxizität (zum Beispiel distaler Tubulusschaden) und Knochenschädigung (Osteoporose und Osteo-malazie) im Fokus des Nebenwirkungsmanagements.

In der Folge kommt der primär hausärztlichen Versorgung des älter werdenden Patientenkollektivs mit chronischen Begleiterkrankungen eine zunehmend bedeutsame Rolle zu. HIV-Versorgungszentren sehen es oft kaum als ihre Aufgabe an, Krebsvorsorgeuntersuchungen sicherzustellen oder eine Altersdiabetes- oder Marcumartherapie einzustellen. Angesichts des hohen Spezialisierungsgrads des medizinischen Systems bedarf es ei-nes funktionierenden interdisziplinären Dialogs mit weiteren behandelnden Ärzten, beispielsweise dem primär versorgenden Facharzt für Allgemein-medizin und/oder dem hausärztlichen Internisten. Je älter HIV-Patienten werden, desto akuter wird die Notwendigkeit der Kooperation verschie-dener medizinischer Institutionen: Das älter werdende Kollektiv der HIV-Infizierten lebt in verschiedensten, oft neuen Sozialmodellen wie zum Bei-spiel in auf HIV-Infizierte spezialisierten Alters- und Pflegeheimen und in professionell betreuten Wohngruppen, jedoch zumeist ohne Anschluss an die im Alter immer wichtiger werdende familiäre Grundpflege und Versor-gung. Hier bedarf es gegebenenfalls auch vor Ort einer ärztlichen Betreu-ung mit Hausbesuchen. Im großstädtischen Bereich ist dieses Angebot be-reits aus einer Hand etabliert, zum Beispiel als Mischform hausärztlicher und HIV-spezifischer Versorgung, die eine an die Lebenssituation ange-passte antiretrovirale Therapie integriert. Es entstehen vermehrt Netzwerke verschiedener Facharztdisziplinen, welche die Rundumversorgung der al-ternden Patienten mit HIV-Infektion gewährleisten.

## 4 DAS ERKENNEN DER DIAGNOSTISCHEN INDIKATION FÜR EINEN HIV-TEST

Für das Jahr 2015 geht das Robert Koch-Institut einer Schätzung zufol-ge von circa 83.400 Patienten mit einer diagnostizierten HIV-Infektion aus (RKI 2015); die Dunkelziffer könnte ein zusätzliches Drittel dieser gemel-deten Fälle betragen. In den letzten Jahren hat unter den Neu-Infizierten auch die Gruppe derer zugenommen, die sich primär durch heterosexuelle Kontakte infiziert haben – ein Hinweis auf ein ,Ausbrechen' von HIV aus den typischen Risikogruppen. Insbesondere in den bekannten Risikogruppen hat jedoch in der letzten Dekade die HIV-Inzidenz ebenso zugenommen. Bei homosexuellen Männern (englisch: *men who have sex with men* oder MSM) hat sich die Inzidenz nach Jahren der Zunahme nun stabilisiert – allerdings auf einem relativ hohen Niveau (siehe Abbildung 1).

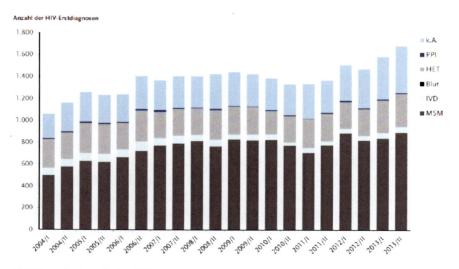

*Abbildung 1: Anzahl der HIV-Erstdiagnosen in Deutschland nach Jahr der Erstdiagnose und Risikogruppe (Robert Koch-Institut 2014).*

Bei allen ‚nicht-klassischen' HIV-Risikogruppen bleibt es für den Arzt mitunter schwer, die Diagnose HIV zu stellen. Detail-Informationen aus der Anamnese können hier wichtig sein: So wird eine HIV-Infektion eher selten mit einer Reise in Zusammenhang gebracht, obwohl sie oft schon Jahre zuvor auf Reisen oder bei Aufenthalten in Hochprävalenzländern erworben wurde. Nach dem Risikokontakt zu fragen, ist prinzipiell keine Kunst ärztlicher Gesprächsführung. Ob eine korrekte Auskunft gegeben wird, ist dann allerdings fraglich, wenn die sexuelle Übertragung in einem Urlaub erfolgte, der etliche Jahre zurückliegt und daher längst nicht mehr mit der aktuellen Erkrankung assoziiert wird. Hier zeigt meine eigene Erfahrung, dass die Patienten gegenüber einem Spezialisten häufig offener sind als gegenüber dem Hausarzt, der womöglich die ganze Familie des betreffenden Patienten versorgt. Hinzu kommen zum Teil unterbewusste Denkblockaden des Arztes, die von Seiten der Mediziner ein Hindernis für einen HIV-Test darstellen können: „Dem Mann würde ich das ja zutrauen – aber der Frau?" Daher empfiehlt es sich, im Zweifel immer einen HIV-Test durchzuführen, selbst wenn die Einholung der Einwilligung seitens des Patienten eine gewisse Überzeugungskraft erfordert. Auch ist immer damit zu rechnen, dass das Auftreten von manifesten Erkrankungen inklusive AIDS sich selten nach der Reihenfolge der Infektion in einer Paarbeziehung richtet. So kann der später Infizierte früher als der Indexpatient an AIDS erkranken.

Im Allgemeinen ist die Diagnose einer HIV-Infektion schwieriger, wenn das Risiko nicht offensichtlich ist. Tabelle 1 zeigt, bei welchen vom Normalbefund abweichenden Gesundheitszuständen ein HIV-Test indiziert ist. Einer großen europäischen Auswertung folgend wird hier das relative Risiko für ein positives Testergebnis in Prozent angegeben; dieses dient als Anhaltspunkt für die diagnostische Indikation eines HIV-Tests. So ist Tabelle 1 beispielsweise zu entnehmen, dass das relative Risiko für einen positiven HIV-Test mit 4,1 Prozent gegenüber der Normalbevölkerungsprävalenz von etwa 0,1 Prozent deutlich erhöht ist, wenn eine sexuellübertragbare Erkrankung diagnostiziert wurde (cf. Sullivan et al. 2013).

**Tabelle 1: HIV-Prävalenz in definierten Teststandardsituationen nach europäischer HIDES-Studie, relative Wahrscheinlichkeit für ein nachfolgend positives Testergebnis (Prävalenz) (modifiziert nach Sullivan et al. 2013)**

| HIV-Teststandardsituationen nach HIDES-Studie | HIV-Test (n) durchgeführt | HIV-Test positiv (n) | Prävalenz in Prozent |
|---|---|---|---|
| Sexuell übertragbare Krankheit | 764 | 31 | 4,1 |
| Bestehende mononukleoseähnliche Erkrankung | 441 | 17 | 3,9 |
| Leuko-/ Thrombozytopenie | 94 | 3 | 3,2 |
| Herpes zoster, Alter <65 Jahre | 207 | 6 | 2,9 |
| Seborrhoische Dermatitis/ Exanthem | 97 | 2 | 2,1 |
| Hepatitis B oder C | 1.099 | 4 | 0,4 |
| Zervikale oder anale Dysplasie | 542 | 2 | 0,4 |
| Malignes Lymphom | 344 | 1 | 0,3 |
| Gesamt | 3.588 | 66 | 1,8 |

## 5  FRÜHER THERAPIEBEGINN VS. *LATE-PRESENTER*

Früher wie heute ist eine rechtzeitig begonnene HIV-Therapie von hoher medizinischer Relevanz. Sie kann AIDS nicht nur suffizient verhindern, sondern ermöglicht Patienten auch eine annähernd normale Lebenserwartung.

Auch in der HIV-Prävention selbst spielt die antiretrovirale Therapie eine zunehmende Rolle. So ist seit der HPTN-052-Studie belegt, dass bei serodiskordanten Paaren, also wenn der eine Partner HIV-positiv und der andere HIV-negativ ist, eine kontrollierte antiretrovirale Therapie die HIV-Transmission in der Paarbeziehung praktisch auf null senkt (cf. Cohen 2016). Einen ähnlichen Ansatz verfolgt die sogenannte Prä-Expositions-Prophylaxe (PrEP): Personen ohne HIV, die sich bewusst dem Risiko einer Ansteckung mit HIV aussetzen, nehmen antiretrovirale Medikamente ein, um die Transmission wirksam zu verhindern. Hier ist die Studienlage aktuell bereits eindeutig; sie belegt, dass der Ansatz funktioniert, jedoch stark von der Motivation und der medikamentösen Adhärenz der Studienpopulation abhängt (cf. Centers for Disease Control 2016). Auch in Deutschland existieren seit Kurzem entsprechende Hinweise der Fachgesellschaft zum Einsatz der PrEP (cf. Deutsche AIDS-Gesellschaft 2016).

Trotz der erwiesenen Relevanz der antiretroviralen Behandlung für die Prävention sowie für einen lang anhaltenden Therapieerfolg wird in Deutschland bei etwa 30 Prozent der Patienten erst im fortgeschrittenen Krankheitsstadium mit CD4-Zellzahlen unter 200/µL mit einer spezialisierten ärztlichen Behandlung begonnen. Erschwerend kommt hinzu, dass sich die genannten Patienten in vielen Fällen bereits Jahre vor der Erstdiagnose mit (milderen) Symptomen in ärztlicher Behandlung befanden. Entsprechende Fälle, in denen eine frühere HIV-Diagnose und/oder eine HIV-spezialärztliche Anbindung versäumt wurden, gehen individuell oft auf eine Reihe verpasster Gelegenheiten zurück, die eine frühere antiretrovirale Therapie zum Nachteil für die betroffenen Patienten verhinderten: Bei Individuen mit einer im individuellen Krankheitsverlauf späten HIV-Diagnose und/oder einer zu spät begonnenen medikamentösen Therapie stellt AIDS immer noch eine der häufigsten Todesursachen dar (cf. Lucas et al. 2008).

Folglich sollten bei allen (potenziell) HIV-Infizierten ein früherer Test und ein effektiv geplanter und rechtzeitiger Therapiebeginn angestrebt werden. Letzterer richtet sich nach dem individuellen Krankheitsverlauf, der sich an charakteristischen Patienteneigenschaften bemisst. Der virologische *Setpoint*, das heißt das Niveau der durchschnittlichen Höhe der individuell beim Patienten üblich messbaren HI-Viruslast, ist im Verlauf der asymptomatischen Infektionsphase oft relativ konstant. Je höher dieser virologische *Setpoint* ist, desto eher resultiert daraus ein rascherer CD4-Zellabfall, der den Patienten unterschiedlich schnell in die symptomatische Phase der HIV-Infektion mit den Symptomen des AIDS-Vorläuferstadiums und schließlich dem Vollbild AIDS überleitet (cf. Hoffmann & Rockstroh 2016). Eine hochaktive antiretrovirale Therapie (HAART) wurde bisher nicht früher als notwendig eingesetzt, um die Balance zwischen der Vermeidung von AIDS, möglichen Nebenwirkungen und einer potenziellen Resistenzentwicklung zu halten. Aktuell treten hingegen wieder Aspekte nicht-AIDS-typischer Auswirkungen von HIV in den Vordergrund: So hat beispielsweise die START-Studie ergeben, dass ein früher Therapiebeginn entgegen bisheriger Annahmen viele AIDS-Erkrankungen, aber auch maligne Erkrankungen (beispielsweise HIV-bedingte Lymphome) verhindern kann (cf. Lundgren et al. 2015). Auch ist bereits seit Längerem bekannt, dass die unbehandelte Infektion Konsequenzen in Form von Organerkrankungen haben kann, die nicht unbedingt als HIV-assoziiert interpretiert werden, sondern ein Ausdruck akzelerierter Körperalterung sind (cf. Tedaldi et al. 2008).

Aus den genannten Gründen wurden jüngst alle Leitlinien zur Implementierung der antiretroviralen Therapie angepasst, die nun konsistent eine deutlich frühere Initiierung der antiretroviralen Therapie auch bei höheren CD4-Zellwerten empfehlen (cf. Deutsche AIDS-Gesellschaft 2015). Sowohl die US-amerikanischen als auch die europäischen Leitlinien legen aktuell die Initiierung einer HIV-Therapie bei asymptomatischen Infektionsstatus mit einer CD4-Zellzahl im Normbereich (>500/μL) nahe. Diese neue Empfehlung ist zugleich als eine Indikationserweiterung anzusehen; die bereits seit Langem ausgesprochene Empfehlung für den Beginn einer antiretroviralen Therapie bei jedweder symptomatischen Infektion besteht dabei fort. So gilt bereits seit vielen Jahren die Richtlinie, Patienten der klinischen Kategorien B und C (zur Stadieneinteilung cf. Centers for Disease Control and Prevention, enthalten in Deutsche AIDS-Gesellschaft 2015) sowie Patienten mit einer akuten und anhaltend symptomatischen HIV-Infektion zu behandeln. Nicht zuletzt wurde in den letzten Jahren bereits eine zunehmende Zahl an klinischen Situationen berücksichtigt, die eine Behandlung ansonsten asymptomatischer HIV-Patienten vorsahen, beispielsweise bei Vorliegen einer chronischen Virushepatitis oder einer koprävalenten Tumorerkrankung oder bei Patienten im höheren Lebensalter.

## 6 LÜCKENLOSE THERAPIE VS. NON-COMPLIANCE

Das aktuelle Therapiekonzept sieht eine lebenslang eingenommene antiretrovirale Therapie ohne Therapiepausen vor. Neuere randomisierte Studien zu strategisch durchgeführten, nach CD4-Zellwertergebnissen gesteuerten Therapiepausen belegen die Relevanz einer lückenlosen Einnahmemodalität; sie zeigen den zunächst überraschenden Befund, dass Patienten in der Therapiepause häufiger an Leber, Niere und Herz erkranken, das heißt an Organen, bei denen ein direkter Einfluss des Immunsystems und eine Schädigung durch HIV ätiologisch bis dato nicht nachweisbar waren (cf. beispielsweise Tedaldi et al. 2008).

Nach den gültigen deutsch-österreichischen Leitlinien zur antiretroviralen Therapie (cf. Deutsche AIDS Gesellschaft 2015) besteht das übliche Behandlungsregime bei zuvor nicht-behandelten Patienten üblicherweise aus einer Kombination aus drei Wirkstoffen: zwei Medikamente aus der Klasse der Nukleosid- bzw. Nukleotidanaloga sowie einer dritten Substanz, die entweder aus einem Integrase-Inhibitor, einem nicht-nukleosidalen Reverse-Transkriptase-Inhibitor (NNRTI) oder einem mit Ritonavir als Pharmako-Booster verstärkten Proteaseinhibitor besteht.[3]

---

[3] Die Wirkungsweise von antiretroviral wirksamen Virostatika unterscheidet sich hinsichtlich des Wirkungsorts im Verlauf des Replikationszyklus des Virus in der humanen Wirtszelle: Reverse Transkriptase-Inhibitoren verhindern die Virustranslation von viraler RNA in DNA, und zwar entweder durch einen Kettenabbruch (Wirkweise der Nukleosid-Analoga) oder durch eine echte Enzym-Inhibition (Wirkweise der NNRTI). Das Enzym der Reversen Transkriptase bringt HIV mit in die Zelle ein. Integrase-Inhibitoren verhindern den Einbau der Virus-korrespondierenden DNA in die humane Erbsubstanz, während die Klasse der Protease-Inhibitoren das Ausschleusen von infektionsfähigen Viren aus der humanen Zelle blockiert.

Dass heute in Deutschland kaum noch ein Mensch an AIDS stirbt, wird auch in den Risikogruppen wahrgenommen, was zum Teil ungünstige Folgen für die Präventionsarbeit mit sich bringt (cf. Mueller et al. 2013): Die Zahl der HIV-Erstdiagnosen hat sich auf einem hohen Niveau stabilisiert (siehe hierzu Abbildung 1). Des Weiteren wirkt sich die sinkende Morbidität bei HIV auf die Therapietreue einiger Patient/innen aus, und zwar insbesondere dann, wenn diese sich mit teils starken Nebenwirkungen der antiretroviralen Medikation konfrontiert sehen.

Die klinische Konsequenz einer fehlenden Therapietreue (englisch: *compliance*) und der daraus folgenden subtherapeutischen Medikamentenspiegel liegt in einer Virusreplikation im Blut, da die Medikamente in zu geringer Dosis keine vollständige Virussuppression mehr erreichen können. In dieser Situation passt sich das Virus an die Medikamente an und es entstehen Mutationen im Virusgenom, die eine verbesserte Virusreplikation trotz Medikamenteneinnahme erlauben. Diese Virusresistenz führt zu einem Wirkverlust der antiretroviralen Medikamente und ist oft nicht auf eine Substanz limitiert, sondern geht nicht selten mit einer Klassen- oder Mehrklassenresistenz einher. Erschwerend kommt hinzu, dass die Mutationen im Virusgenom häufig in langlebigen humanen Zellen archiviert vorliegen, so dass auch die Resistenz gespeichert bleibt und Jahre nach dem Erwerb der Resistenz klinisch relevant werden kann.

Als wesentlich für eine optimale Medikamententreue gilt die Schulung des Patienten. Jeder Therapiewechsel sollte in der Hand des HIV-behandelnden Arztes bleiben; gleiches gilt für die Kontrolle der Ko-Medikation hinsichtlich pharmakokinetischer Wechselwirkungen. Gut geschulte Patienten, insbesondere diejenigen, welche die frühen HIV-Therapien kennen und das Sterben HIV-infizierter Personen miterlebt haben, wissen um die Notwendigkeit einer guten Medikamententreue; *Non-Compliance* ist bei diesen Patienten kaum ein Problem. Dagegen sind insbesondere Patienten, die mit anderen (medizinischen) Problemen wie beispielsweise einer Suchtkrankheit, einer psychiatrischen Komorbidität oder einem erschwerten Zugang zu medizinischer Versorgung konfrontiert sind, häufig mit der regelmäßigen Einnahme der Tabletten überfordert; bei dieser Patientengruppe kann die *Non-Compliance* den Therapieerfolg nach wie vor maßgeblich bedrohen.

Die aktuelle antiretrovirale Therapie muss täglich eingenommen werden, jedoch nicht mehr derart penibel wie in der Anfangszeit, als die Medikation den Alltag des Patienten bestimmt hat: Je nach Medikament waren Nüchternzeiten einzuhalten sowie diätetische Einnahmeregeln und Nahrungsgebote zu befolgen. Nebenwirkungen, die in unterschiedlichem Grad als störend wahrgenommen werden, bedrohen jedoch auch heute noch den Therapieerfolg und müssen dem behandelnden Arzt bekannt sein, um ein erfolgreiches Komplikationsmanagement zu erreichen.

## 7 DER ERSTE FALL EINER HEILUNG: GUTE AUSSICHTEN FÜR DIE HIV-THERAPIE?

Alternative Therapieansätze haben es angesichts der Erfolge der antiretroviralen Therapie schwer. Da in der jüngeren Vergangenheit therapiebegleitende und präventive HIV-Impfstudien allesamt enttäuscht haben (cf. Rerks-Ngarm et al. 2009), orientieren sich aktuelle Strategien einer Heilung nicht mehr an dem Versuch, eine therapeutische Impfung zu entwickeln. Neuere Forschungsansätze basieren vielmehr auf dem Ansatz der Gentherapie, der eine Heilung durch gentherapeutisch manipulierte, körpereigene (Stamm-) Zellen verspricht. Um Patienten auf diese Weise von ihrer HIV-Infektion zu heilen, muss eine therapeutische Manipulation der Lymphozytenfunktion erreicht werden, welche die HIV-Infektiosität körpereigener Zellen verändern könnte.

Der Traum einer vollständigen Heilung von HIV lebt bis heute fort. Besondere Aufmerksamkeit hat diesbezüglich der Fall des sogenannten Berliner Patienten erregt, der als der erste von HIV geheilte Mensch gilt:

Der „Berlin-Patient" – Kasuistik einer Heilung

Timothy Ray Brown, ein in Berlin lebender US-Bürger, erkrankte im Sommer 2006 an akuter myeloischer Leukämie, die unabhängig von seiner bekannten und gut kontrollierten HIV-Infektion auftrat. Nur eine Knochenmarkstransplantation versprach Heilung von der Leukämie und eine Spendersuche wurde initiiert. Ungewöhnlich viele mögliche Spender wurden identifiziert – alleine in Deutschland über 80. Da kam den behandelnden Ärzten die Idee, unter den möglichen Spendern zusätzlich nach einer seltenen Mutation im humanen Gen für den Chemokinrezeptor-5 (CCR5) zu suchen, die homozygot bei etwa einem Prozent der kaukasischen Bevölkerung zu erwarten ist. Träger dieser Mutation leben ohne Nachteil im Alltag, sind aber natürlicherweise resistent, das heißt mit HIV 1 nicht infizierbar. Und tatsächlich: Der gesuchte Spender wurde gefunden und Brown wurden erfolgreich dessen Knochenmarkstammzellen transplantiert. Als in der Folge die HIV-Therapie abgesetzt werden musste, blieb eine Reaktivierung des HI-Virus unter den neuen Blutzellen aus und der HIV-Test rekonvertierte langsam nach negativ. Heute gilt Timothy Ray Brown sowohl von der Leukämie als auch von der HIV-Infektion als geheilt.

Auf einer Konferenz wurde Anfang 2019 der Fall des „London-Patienten" präsentiert, der den Fall des Timothy Ray Brown reproduzierte und bestätigt. Daran knüpfen sich Hoffnungen auf eine erfolgreiche Gentherapie. Die klinische Entwicklung steht hier jedoch immer noch am Anfang und es bleibt abzuwarten, ob ein solches Konzept jemals die klinische Studienphase erreichen wird.

## LITERATUR

Centers for Disease Control and Prevention (eds.) (2016): Pre-Exposure Prophylaxis for the Prevention of HIV-Infection in the United States – 2014. A Clinical Practice Guideline. In: https://www.cdc.gov/hiv/pdf/PrEPguidelines2014.pdf, 16.09.2017.

Cohen, Myron S., Chen, Ying Q., McCauley, Marybeth et al. (2016): Antiretroviral Therapy for the Prevention of HIV-1 Transmission. In: New England Journal of Medicine 375/9, 830–839.

Deutsche AIDS-Gesellschaft (2015): Deutsch-Österreichische Leitlinien zur antiretroviralen Therapie der HIV-Infektion. Version 6. In: http://www.daignet.de, 16.09.2017.

Deutsche AIDS-Gesellschaft (2016): Vorläufige Hinweise der DAIG zum Einsatz der PrEP. In: http://www.daignet.de/site-content/news-und-presse/newsmeldungen/aktuelle-newsmeldungen-1/vorlaufige-hinweise-der-daig-zum-einsatz-der-prep, 16.09.2017.

Hoffmann, Christian & Rockstroh Jürgen K. (2016): HIV 2014/2015. Hamburg: Medizin Fokus Verlag. In: http://www.hivbuch.de, 01.11.2016.

Lucas, Sebastian B., Curtis, Hilary, Johnson, Margaret A. (2008): National review of deaths among HIV-infected adults. In: Clinical Medicine 8/3, 250–252.

Lundgren, Jens D., Babiker, Abdel G., Gordin, Fred et al. (2015): Initiation of Antiretroviral Therapy in Early Asymptomatic HIV Infection. In: New England Journal of Medicine 373/9, 795–807.

Mueller, Matthias C., Walentiny C., Seybold, Ulrich et al. (2013): Sexual and Re-
productive Health Services for People Living with HIV/AIDS in Germany: Are
We up to the Challenge? In: Infection 41/4, 761–768.

Rerks-Ngarm, Supachai, Pitisuttithum, Punnee, Nitayaphan, Sorachai et al.
(2009): Vaccination with ALVAC and AIDSVAX to prevent HIV-1 infection
in Thailand. In: New England Journal of Medicine 361/23, 2209–2220.

Robert Koch-Institut (2014): HIV-Infektionen und AIDS-Erkrankungen in
Deutschland. In: Epidemiologisches Bulletin 26, 213–232.

Robert Koch-Institut (2015): Schätzung der Prävalenz und Inzidenz von HIV-
Infektionen in Deutschland, Stand Ende 2014. In: Epidemiologisches Bulletin
45, 475–490.

Sullivan, Ann K., Raben, Dorthe, Reekie, Joanne et al. (2013): Feasibility and effectiveness of indicator condition-guided testing for HIV: results from HIDES
I (HIV indicator diseases across Europe study). In: PLoS One 8/1, e52845.

Tedaldi, Ellen, Peters, Lars, Neuhaus, Jacquie et al. (2008): Opportunistic disease
and mortality in patients coinfected with hepatitis B or C virus in the strategic
management of antiretroviral therapy (SMART) study. In: Clinical Infectious
Diseases 47/11, 1468–1475.

# GESUNDHEITSBEZOGENE LEBENSQUALITÄT BEI HIV/AIDS-BETROFFENEN

## Elisabeth SCHORLING & Isabel RAMTOHUL

## 1 EINLEITUNG

Seit der Einführung der antiretroviralen Medikation stellt eine früh dia-
gnostizierte HIV-Infektion kein sicheres Todesurteil mehr dar; HIV/AIDS
hat sich vielmehr zu einer behandelbaren und kontrollierbaren Infektionserkrankung entwickelt. Doch auch als chronische Erkrankung hat HIV Auswirkungen auf verschiedene Lebensbereiche und bedeutet häufig eine Einschränkung der Lebensqualität von Betroffenen und Angehörigen.

Der vorliegende Beitrag beleuchtet den Einfluss von HIV und AIDS
auf die vielfältigen Aspekte des Lebens HIV-positiver Personen und deren
Angehörigen. Die Darstellung basiert auf dem Konzept der gesundheitsbezogenen Lebensqualität, das zunächst allgemein vorgestellt wird. Eine
Diskussion der spezifischen Ausgestaltung verschiedener Dimensionen der
gesundheitsbezogenen Lebensqualität bei HIV/AIDS schließt sich an, ge-
folgt von exemplarischen Ergebnissen verschiedener Studien, welche die
gesundheitsbezogene Lebensqualität bei HIV/AIDS in verschiedenen Ländern zu quantifizieren versuchen. Ein kurzes Fazit rundet den Beitrag ab.

## 2 DEFINITION DES KONZEPTS ‚GESUNDHEITSBEZOGENE LEBENSQUALITÄT‘

Lebensqualität wird von der Weltgesundheitsorganisation (WHO) als „individuals' perceptions of their position in life in the context of the culture
and value systems in which they live and in relation to their goals, standards, expectations and concerns" definiert (The WHOQOL Group 1995,
1405). Bereits aus dieser Begriffsbestimmung wird deutlich, dass es sich
um ein vielschichtiges Konzept handelt, welches sowohl positive als auch

negative Ausprägungen in den genannten Aspekten haben kann. Die als solche bezeichnete ‚Position im Leben' ist – je nach Ausprägung und subjektiver Empfindung – beispielsweise von körperlicher Unversehrtheit, von Armut oder sozialen Aspekten wie Isolation, aber auch von vielen weiteren Umgebungsfaktoren abhängig. All diese Faktoren können wiederum durch HIV und AIDS beeinflusst und verändert werden.

Da die Gesundheit eine wesentliche Determinante der Lebensqualität ist (cf. Radoschewski 2000), wird zur Einengung des breiten und disziplinenübergreifenden Ansatzes der Lebensqualität der spezifischere Begriff der gesundheitsbezogenen Lebensqualität abgegrenzt. Neben der physischen Gesundheit umfasst er eine psychische und soziale Dimension. Auf die beiden letztgenannten Dimensionen soll im folgenden Abschnitt eingegangen werden.

Die Erfassung der subjektiven Wahrnehmung und Einschätzung der eigenen Gesundheit (cf. Guyatt et al. 1993) erfolgt über standardisierte Befragungen der Proband/innen; hierzu stehen sowohl generische (das heißt krankheitsübergreifende) als auch krankheitsspezifische Messinstrumente zur Verfügung (cf. Radoschewski 2000). Einige Instrumente, die bei der Erfassung der gesundheitsbezogenen Lebensqualität bei HIV/AIDS bisher zum Einsatz kamen, werden im vierten Teil des Beitrages beispielhaft vorgestellt.

## 3 DIMENSIONEN DER GESUNDHEITSBEZOGENEN LEBENSQUALITÄT BEI HIV/AIDS

Im Jahr 2010 veröffentlichten Basavaraj und Kolleg/innen ein Review zur gesundheitsbezogenen Lebensqualität bei HIV/AIDS-Patient/innen. Die Autor/innen beschrieben vier verschiedene Lebensqualitätsdimensionen, die durch HIV/AIDS beeinflusst werden und den weitreichenden Effekt der Infektionserkrankung auf viele Aspekte des Lebens verdeutlichen. Unterschieden wurden eine körperliche, eine psychologische, eine soziale und eine Umweltdimension (cf. Basavaraj et al. 2010, 76). Das sich anschließende Kapitel stellt die vier Dimensionen dar, beleuchtet exemplarisch die Auswirkungen, die HIV/AIDS in jedem der Bereiche haben kann, und verdeutlicht, dass die Grenzen zwischen den Dimensionen fließend sind.

## 3.1 KÖRPERLICHE DIMENSION

Die körperliche Dimension umfasst die mit einer HIV/AIDS-Erkrankung einhergehenden körperlichen Symptome, mögliche Nebenwirkungen der Therapie wie Müdigkeit und Erschöpfung sowie die Abhängigkeit von den Medikamenten (cf. Basavaraj et al. 2010, 76). Sie gewinnt mit dem Fortschreiten der Erkrankung zunehmend an Bedeutung.

Herrmann et al. (2013) analysieren die gesundheitsbezogene Lebensqualität bei HIV-Patient/innen in Australien mittels Fragebögen und Tiefeninterviews. Das folgende Zitat eines 66-jährigen Patienten verdeutlicht die möglichen körperlichen Auswirkungen einer HIV/AIDS-Erkrankung und der damit einhergehenden Medikation: „Tired and exhausted both" (Herrmann et al. 2013).

Müdigkeit, ein Mangel an Energie und Einschränkungen in der Mobilität haben wiederum einen Einfluss auf die alltäglichen Aktivitäten der Betroffenen (cf. Basavaraj et al. 2010, 76). Zu alltäglichen Aktivitäten werden intensive körperliche Anstrengungen wie Sport und moderate Aktivitäten im Haushalt wie zum Beispiel das Verschieben eines Tisches, aber auch essenzielle Dinge wie Essen, Ankleiden oder Toilettengänge gezählt.

Der Verlust der körperlichen Fähigkeiten hat in der Regel einen großen Einfluss auf das subjektive Krankheits- und Gesundheitsempfinden: Je größer der wahrgenommene physische Abbau, desto geringer schätzen Betroffene ihre gesundheitsbezogene Lebensqualität ein.

Körperliche Symptome und Einschränkungen wirken sich auf das Sozialleben aus, wenn eine Teilnahme an sozialen und kulturellen Aktivitäten aufgrund der Erkrankung nicht mehr möglich ist. Sie führen nicht zuletzt auch zu Einbußen in der Arbeitskraft. Im Jahr 2008 lagen die krankheitsbezogenen Fehlzeiten bei AOK-versicherten HIV-Patient/innen in Deutschland je nach Begleiterkrankung bei 14 bis 51 Tagen (cf. GBE 2015), wobei sich deutlich höhere Fehlzeiten bei HIV-bedingten bösartigen Neubildungen (Tumoren) zeigten. HIV-assoziierte Arbeitsausfälle sind aufgrund der besseren Therapiemöglichkeiten in den letzten Jahren drastisch gesunken. Für die Einschätzung der gesundheitsbezogenen Lebensqualität spielen Arbeitsausfälle jedoch nach wie vor eine große Rolle, denn für Betroffene ist bei der Bewertung ihrer Lebensqualität der subjektiv empfundene Arbeitskraftverlust entscheidend.

## 3.2 PSYCHOLOGISCHE DIMENSION

Die psychologische Dimension gesundheitsbezogener Lebensqualität umfasst Aspekte wie das Selbstbild und die Selbstachtung einer Person, Glaube und Spiritualität sowie positive und negative Gefühle. Letztere können bei HIV bis zur Entstehung einer Depression führen (cf. Basavaraj et al. 2010, 76). Das folgende Zitat eines 47-jährigen HIV-Patienten verdeutlicht, wie sich die Erkrankung auf psychische Aspekte des Lebens Betroffener auswirkt: „... means enjoying yourself, being happy... feeling good within yourself and about the people around you. I don't have that any more" (Herrmann et al. 2013).

In einer vor wenigen Jahren durchgeführten Befragung unter HIV-Betroffenen in Deutschland gaben drei Viertel der interviewten Personen an, in den letzten zwölf Monaten aufgrund ihrer HIV-Infektion traurig oder deprimiert gewesen zu sein. 23 Prozent berichteten von Selbstmordgedanken (cf. DAH 2012, 62–63). Derartige Belastungen und Gedanken bedeuten eine starke Einschränkung der gesundheitsbezogenen Lebensqualität.

Unter die psychologische Dimension fallen schließlich auch anhaltende Angstgefühle wie beispielsweise die Angst vor dem Tod oder auch die Angst vor einer unbeabsichtigten Ansteckung anderer Personen (cf. Basavaraj et al. 2010, 76). Eine 32-jährige Betroffene äußert sich diesbezüglich wie folgt: „The fear that something may happen to me and I'm in a car accident... and someone tries to help me and I'm bleeding profusely and I pass it on to them" (Herrmann et al. 2013).

Wie die Ergebnisse der fragebogengestützten Untersuchung der Lebensqualität bei australischen HIV-Infizierten zeigen, hat die Angst vor einer Übertragung und dem Bekanntwerden der Erkrankung erhebliche Auswirkungen auf das Stressempfinden von Betroffenen (cf. Herrmann et al. 2013).

## 3.3 SOZIALE DIMENSION

Die soziale Dimension umfasst persönliche Beziehungen, soziale Kontakte und die Unterstützung durch andere (cf. Basavaraj et al. 2010, 76). Betroffene beschreiben häufig, dass sie sich sozial isoliert und ausgegrenzt fühlen, so etwa eine 28-jährige australische HIV-Patientin: „When they talk about people there is a disgust in the way they talk there's disgust and it really deeply hurts because I have HIV and I don't think that I'm disgusting" (Herrmann et al. 2013). Die Ablehnung durch Mitmenschen kann bis hin zu Stigmatisierung und Diskriminierung reichen.

Doch wie lässt sich stigmatisierendes und diskriminierendes Verhalten operationalisieren? Ein im Jahr 2008 entwickeltes Messinstrument zur Untersuchung der von HIV/AIDS-Patient/innen erlebten Stigmatisierungen und Diskriminierungen ist der „People living with HIV (PLHIV) Stigma Index" (cf. GNP+ et al. 2015).[1] Eine Auswahl der Ergebnisse der Erhebungen für Swasiland und Deutschland ist in Abbildung 1 dargestellt (cf. SWANNEPHA 2011, 29–31; DAH 2012, 56–57).

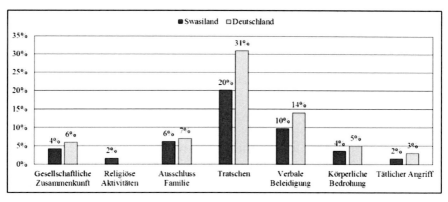

*Abbildung 1: Anteil der HIV/AIDS-Betroffenen mit Ausgrenzerfahrungen, die direkt mit dem HIV-Status in Verbindung stehen. Ergebnisse aus dem "PLHIV Stigma Index"(cf. SWANNEPHA 2011, 29-31; Deutsche AIDS-Hilfe 2012, 56-57).*

Die Befragten erlebten Stigmatisierungen in unterschiedlichen Dimensionen und konnten diese Ausgrenzungserfahrungen direkt mit ihrer HIV-Infektion in Beziehung setzen. Am häufigsten wurde über Betroffene getratscht oder sie wurden verbal beleidigt. Doch auch von Ausschlüssen aus

---

[1]    Hinter dem Projekt stehen die Organisationen „International Community of Women Living with HIV/AIDS" (ICW) und „Global Network of People Living with HIV" (GNP+) sowie das Gemeinsame Programm der Vereinten Nationen zu HIV und AIDS (UNAIDS). Ziel ist nicht nur ein wissenschaftlicher Erkenntnisgewinn, sondern auch die Förderung einer intensiveren Auseinandersetzung mit den Themen Stigmatisierung und HIV/AIDS vor Ort und die Stärkung der Selbstverantwortung (‚empowerment') der betroffenen Personen, die sowohl als Interviewte als auch als Interviewer agieren (cf. GNP+ et al. 2015).

gesellschaftlichen oder familiären Aktivitäten und körperlichen Angriffen wurde in einigen Fällen berichtet.

Werden negative Erfahrungen gehäuft oder über einen längeren Zeitraum hinweg gemacht, so wirken sie sich auf die Einstellung und das Verhalten von HIV/AIDS-Patient/innen aus. Diese Folgen werden in der „HIV Stigma Scale", einem Selbstbeurteilungsfragebogen zur Einschätzung der HIV-spezifischen Stigmatisierung, miterfasst: Ergänzend zur erlebten Stigmatisierung werden die Aspekte ‚Offenbarungsangst‘, negatives Selbstbild‘ und ‚Sorgen über die öffentliche Meinung‘ berücksichtigt (cf. Dinkel et al. 2014).[2] Bei Betroffenen können sich Schuldgefühle und Scham bis hin zu Suizidgedanken entwickeln, die einen großen Einfluss auf die gesundheitsbezogene Lebensqualität haben (cf. Herrmann et al. 2013)[3] und – gesundheitsökonomisch gedacht – in hohen medizinischen und gesellschaftlichen Kosten resultieren können (cf. UNAIDS 2013, 84).

Eine besondere Form der Stigmatisierung HIV-positiver Personen sind HIV-bezogene Reiserestriktionen. Im Jahr 2013 bestanden in 43 Ländern Einschränkungen bei der Einreise, dem Aufenthalt oder der Wohnsitznahme HIV-infizierter Personen (cf. UNAIDS 2013, 92). Auch in Bayern kann im Verdachtsfall von Nicht-EU-Bürger/innen bei einem gewünschten Aufenthalt von mehr als 180 Tagen ein HIV-Test verlangt werden (cf. DAH & EATG 2015). Auch wenn umfassende Analysen der gesundheitsbezogenen Lebensqualität in Bezug auf diese Restriktionen bislang fehlen, wurden vereinzelt bereits die psychischen, gesundheitlichen und sozialen Auswirkungen entsprechender Regulierung sowohl für Arbeitsmigrant/innen und Asylsuchende als auch für Touristen beschrieben. Sie umfassen beispielsweise den erlebten Stress bei der Einreise und dem Aufenthalt in einem Land mit derartigen Restriktionen, die Unterbrechung der medikamentösen Behandlung zur Verheimlichung der HIV-Infektion oder bei einer bevorstehenden Abschiebung sowie die illegale Einreise und den illegalen Aufenthalt aus Furcht vor einem verpflichtenden HIV-Test (cf. Amon & Todrys 2008).

---

[2]  Abgefragt durch die Zustimmung oder Ablehnung von Aussagen wie beispielsweise „Niemand weiß, dass ich HIV-positiv bin", „HIV-positiv zu sein ekelt mich an", „Menschen mit HIV werden zurückgewiesen" (cf. Dinkel et al. 2014, 23).

[3]  Cf. hierzu Abschnitt 3.2.

Die Vereinten Nationen einigten sich 2011 unter anderem darauf, HIV-bezogene Stigmatisierungen, Diskriminierungen und Reiserestriktionen zu eliminieren (cf. United Nations 2011). Der „Global Report" berichtet zum Status der Zielerreichung, dass im Jahr 2012 in 61 Prozent der Länder entsprechende Gesetze zum Schutz HIV-Infizierter existierten. Gleichzeitig war jedoch in 63 Ländern mindestens ein Gesetz in Kraft, das die strafrechtliche Verfolgung der Geheimhaltung oder Weitergabe einer HIV-Infektion regelte (cf. UNAIDS 2013, 84–87).

Ein entscheidender Aspekt der sozialen Dimension sind die Auswirkungen der HIV-Infektion auf das Sexualleben und die Partnerschaft. Die subjektive Wahrnehmung dieser Auswirkungen ist wiederum stark mit der psychologischen Dimension gesundheitsbezogener Lebensqualität verknüpft, wie das folgende Zitat eines 42-jährigen Patienten aus Australien veranschaulicht: „That fear of possibly infecting him. I think the guilt eventually killed it" (Herrmann et al. 2013).

Doch nicht nur Fragen der eigenen Sexualität und Partnerschaft, sondern auch die Folgen einer HIV-Infektion für weitere Familienmitglieder und insbesondere die eigenen Kinder stellen einen zentralen Aspekt der sozialen Dimension dar: „I'm afraid of dying... getting sick and not being able to take care of my children" (32-jährige australische Patientin; Herrmann et al. 2013). Nach Schätzungen von UNAIDS (2010, 186) lag die Zahl der durch AIDS verwaisten Kinder im Jahr 2009 bei 16,6 Millionen, von denen der Großteil in Afrika südlich der Sahara lebte. Doch nicht nur der Verlust, sondern auch das Zusammenleben mit einem HIV-infizierten Elternteil kann einen negativen Effekt auf Kinder haben, insbesondere auf ihr psychosoziales Wohlbefinden (cf. Chi & Li 2013) und ihre Bildungsaussichten (cf. Guo et al. 2012).

Sind Angehörige aufgrund ihrer Beziehung zu einer HIV-positiven Person Stigmatisierungen ausgesetzt, obwohl sie selbst nicht HIV-infiziert sind, so spricht man von ‚courtesy stigmatization'. Die Folgen für die Angehörigen sind Geheimhaltung, soziale Isolation und fehlende Unterstützung durch andere. Das sich anschließende Zitat einer sechsfachen Mutter, die ihren HIV-infizierten Ehemann pflegt, verdeutlicht die Problematik. Es entstammt einer Untersuchung in Ghana, bei der Interviews mit pflegenden Partner/innen und Familienmitgliedern von HIV-Patient/innen geführt wurden: „Whom do I turn to for help? I don't want to go about asking people for help because they will want to know the cause of my husband's sickness, and once they know, I am in trouble because my children cannot go to school as people will point fingers at them and will not like to get near them. If people know he is having AIDS, nobody will come near our house. (Mwinituo 2006, 376–377)"

## 3.4 UMWELTDIMENSION

Ein erster Aspekt der Umweltdimension bezieht sich auf die Qualität der häuslichen Umgebung und damit einhergehend der medizinischen Versorgung (cf. Basavaraj et al. 2010, 76). Unzureichende Wohnsituationen und fehlende feste Wohnsitze sind oft mit einem schlechten Zugang zu antiretroviralen Medikamenten und einem geringeren Behandlungserfolg verbunden (cf. Milloy et al. 2012, 364–374).

Der Zugang zu Diensten der Gesundheitsversorgung und deren Qualität stehen in einem engen Zusammenhang mit befürchteten oder tatsächlich erlebten Diskriminierungen und Stigmatisierungen. So berichteten in Deutschland 19 Prozent der im Rahmen des „PLHIV Stigma Index" Befragten von einer Verweigerung von Gesundheitsdiensten in den vergangenen zwölf Monaten aufgrund ihres HIV-Status (cf. DAH 2012, 57–58). Allein die Angst vor Stigmatisierung führt dazu, dass viele HIV-Patient/innen den Gang zum Krankenhaus vermeiden, selbst wenn sie darauf angewiesen sind. In Deutschland betrifft dies zehn Prozent der Befragten (cf. DAH 2012, 58). Wie wichtig eine gute medizinische Versorgung ist, verdeutlicht das folgende Zitat eines 38-jährigen HIV-Patienten aus Australien: „I've got the best drugs, good treatment at the hospital – I can still work" (Herrmann et al. 2013).

Die Umweltdimension ist an vielen Stellen eng mit der sozialen Dimension verwoben. Die Auswirkungen von Gefühlen der Diskriminierung auf den Zugang zu Diensten der Gesundheitsversorgung wurden soeben angesprochen, doch auch mit Blick auf die möglicherweise eingeschränkten Möglichkeiten der Teilnahme an alltäglichen und Freizeitaktivitäten zeigt sich die enge Verzahnung der beiden Dimensionen: „. . . any sort of activity that involves danger, all the risk of you know getting cut or something like that I just don't do" (32-jährige australische Patientin, Herrmann et al. 2013).

HIV-Infektionen haben einen oftmals großen Einfluss auf sozioökonomische Aspekte wie Bildungsaussichten und die berufliche Stellung und damit auch auf den finanziellen Status einer Person. Aufgrund häufiger Fehlzeiten und kurzzeitiger Arbeitsausfälle kann es für HIV-infizierte Personen sehr schwierig sein, einer Beschäftigung nachzugehen: „I might have three or four bad days in a row and I have to ring up and take it off work and there's no employer... they can't put up with that for too long" (47-jähriger australischer Patient, Herrmann et al. 2013).

Doch sind es nicht nur die körperlichen Beeinträchtigungen, die Auswirkungen auf die Beschäftigungssituation haben, sondern erneut Diskriminierungen, die am Arbeitsplatz tatsächlich erlebt oder zumindest befürchtet werden. In Deutschland führt fast die Hälfte der Befragten, die ihren Arbeitsplatz im Vorjahr aufgrund ihrer HIV-Infektion verloren haben, die Kündigung auf eine Diskriminierung durch den Arbeitgeber zurück. 26 Prozent der Berufstätigen berichten von einer diskriminierenden Reaktion des Arbeitgebers auf ihr Outing (cf. DAH 2012, 59–60). Insgesamt führt dies zu einer erhöhten Arbeits- und Erwerbsunfähigkeit bei HIV-Infizierten und einem höheren Anteil an Personen, die ihre Arbeitszeit aufgrund ihrer Erkrankung reduzieren. In der Regel geht dies mit einem Einkommensverlust einher.

Zu den Umweltfaktoren der gesundheitsbezogenen Lebensqualität bei HIV zählen nicht zuletzt auch die erkrankungsbedingten Extrakosten, die HIV-Patient/innen zum Teil selbst aufbringen müssen. Krankheitskosten-Studien aus Deutschland zeigen, dass sich die Krankheitskosten bei HIV auf jährlich 23.300 bis 24.600 Euro pro Patient belaufen, wobei die Ausgaben für die antiretrovirale Therapie den größten Kostenfaktor darstellen (Tabelle 1; cf. Mostardt et al. 2013; Kuhlmann et al. 2015).[4] Neben den

---

[4]   Krankheitskosten-Studien zielen darauf ab, die gesamtgesellschaftliche Bedeutung einer Krankheit festzustellen (cf. Schöffski & Schulenburg 2012, 45). Hierfür werden alle Kosten analysiert, die mit einer Erkrankung verbunden sind – unabhängig davon, ob diese wie beispielsweise bei Therapien dem Gesundheitswesen entstehen, als Wohlfahrtsverluste durch Arbeitsausfälle gerechnet werden oder bei den Patient/innen selbst als Zuzahlungen oder Eigenkosten anfallen.

direkt mit der Krankheit in Zusammenhang stehenden Kosten entstehen Wohlfahrtverluste aufgrund einer verringerten Produktivität, die sich beispielsweise auf kurzzeitige Arbeitsausfälle durch Arztbesuche, aber auch auf eine generelle Erwerbsunfähigkeit oder eine eingeschränkte Konzentrationsfähigkeit zurückführen lassen. Indirekte Kosten machen in den Analysen acht bzw. neun Prozent der gesamten Krankheitskosten aus.

**Tabelle 1: Jährliche Krankheitskosten bei HIV pro Patient in Deutschland und Anteil der einzelnen Kostenfaktoren an den Gesamtkosten**

|  | **Mostardt et al. 2013** | **Kuhlmann et al. 2015** |
|---|---|---|
| **Krankheitskosten pro Patient und Jahr** | 23.298 € | 24.563 € |
| **Direkte Kosten** | **90,9%** | **92,3%** |
| HIV-Medikation | 80,4% | 76,5% |
| Krankenhausaufenthalte | 6,5% | 4,6% |
| Rehabilitation | 0,5% | 1,1% |
| Ambulante Arztbesuche | 1,5% | 3,2% |
| Weitere Behandlungskosten | - | 6,2% |
| Zuzahlungen | - | 0,9% |
| Pflege (formell und informell) | 0,8% | - |
| Haushaltshilfe | 1,0% | - |
| Fahrtkosten | 0,2% | - |
| **Indirekte Kosten** | **9,1%** | **7,7%** |

Doch für welchen Teil der Kosten müssen die Patient/innen selbst aufkommen? Sie werden zum einen durch Zuzahlungen an der Finanzierung der Therapie beteiligt. Nach Kuhlmann et al. (2015, 138) muss etwa ein Prozent der Therapiekosten (216 Euro pro Patient und Jahr) selbst getragen werden. Zum anderen sind Ausgaben für Haushaltshilfen und Fahrtkosten sowie bei pflegebedürftigen Patient/innen zum Teil auch die Pflegekosten zu übernehmen. All diese Kosten stellen eine finanzielle Belastung für HIV-Infizierte dar, insbesondere wenn das Einkommen aufgrund einer erkrankungsbedingten Reduktion der Arbeitszeit bereits verringert ist.

Die Krankheitskosten von HIV/AIDS in Entwicklungsländern wurden bisher unzureichend untersucht, doch zeigen Daten der „Global Health Expenditure Database" der WHO (2015), dass in afrikanischen Ländern die Zu- und Selbstzahlungen für HIV/AIDS-Patient/innen deutlich höher liegen als beispielsweise in Deutschland. Abbildung 2veranschaulicht für vier afrikanische Länder, dass der größte Anteil der HIV/AIDS-assoziierten Krankheitskosten von den Patient/innen selbst getragen wird – zwischen 64 Prozent in Malawi und 85 Prozent in Ruanda. Eine HIV-Infektion ist hier mit hohen Kosten für die Betroffenen und ihre Angehörigen verbunden und stellt ein großes Armutsrisiko dar.

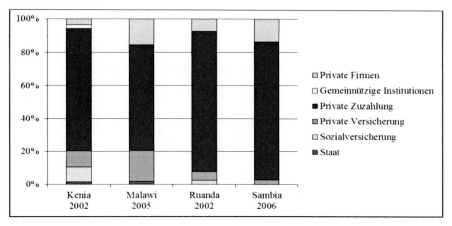

*Abbildung 2: Finanzierung der Ausgaben für HIV/AIDS in vier ausgewählten afri-kanischen Ländern (WHO 2015).*

Die Umweltdimension gesundheitsbezogener Lebensqualität umfasst neben unmittelbar umgebenden Einflüssen wie individuellen sozio-ökonomischen Bedingungen schließlich noch gesellschaftliche Aspekte von Freiheit, körperlicher Sicherheit und Frieden (cf. Basavaraj et al. 2010, 76). Sie zeigt in aller Deutlichkeit, dass HIV und AIDS nicht nur Aus-wirkungen auf die Patient/innen selbst und auf deren persönliches Umfeld haben, sondern dass auch die Gesellschaft stark durch HIV/AIDS geprägt sein kann. Vor allem im subsaharischen Afrika stellen HIV und AIDS eine

Bedrohung für die ökonomische, soziale und politische Stabilität einzelner Länder und Regionen dar.

## 4 QUANTIFIZIERUNG DER GESUNDHEITSBEZOGENEN LEBENSQUALITÄT BEI HIV/AIDS-PATIENT/INNEN

Die vorangegangene Beschreibung der verschiedenen Lebensqualitätsdimensionen zeigt, auf welch vielfältige Weise HIV/AIDS die gesundheitsbezogene Lebensqualität von Betroffenen und deren Angehörigen beeinflusst. Die Bedeutung der besprochenen Einzeldimensionen ist individuell sehr unterschiedlich und abhängig von der jeweils aktuellen Lebenssituation. Dies belegen auch die Ergebnisse des „Schedule for the evaluation of individual quality of life – direct weighting" (SEIQoL-DW), einem Instrument zur Messung der Lebensqualität, das Anfang der 1990er Jahre im Vereinigten Königreich Großbritannien bei HIV-Patient/innen angewandt wurde (cf. Hickey et al. 1996). Die Patient/innen wurden nach den fünf für sie wichtigsten Bereichen ihres Lebens gefragt und gebeten, ihre momentane Situation in den genannten Bereichen auf einer Skala von der geringsten bis zur höchsten Ausprägung einzuordnen. Anschließend sollten sie die Bereiche entsprechend ihrer Wichtigkeit gewichten.

Eine 27-jährige HIV-infizierte Drogenkonsumentin, die zum Zeitpunkt der Befragung obdachlos war und deren Familie den Kontakt zu ihr abgebrochen und ihre Kinder zu sich genommen hatte, gab beispielsweise ‚ein Zuhause haben', ‚Kinder und Familie' und ‚Geld für Drogen' als drei der fünf für sie wichtigsten Bereiche an und wies ihnen jeweils geringe Ausprägungen zu. Die ermittelte Lebensqualität lag entsprechend bei etwa zehn auf einer Skala, auf der 100 das Optimum darstellt.

Die Lebensqualität eines 39-jährigen schwulen Manns im Endstadium lag hingegen bei drei. Er bewertete vier der für ihn relevanten Bereiche, und zwar ‚Familie', ‚spirituelles Leben', ‚Unabhängigkeit' und ‚Zeit', als gut bis sehr gut. Den Bereich ‚Gesundheit' schätzte er dagegen als am schlechtesten ausgeprägt ein, gab ihm jedoch das höchste Gewicht. Eine Gewichtung der anderen vier Bereiche erschien ihm nicht sinnvoll, da sein schlechter Gesundheitszustand verhinderte, dass er andere Aspekte seines Lebens überhaupt noch genießen konnte.

Die beiden dargestellten Ergebnisse aus der Analyse von Hickey et al. (1996) verdeutlichen, dass in Abhängigkeit von der individuellen Lebenssituation und dem Krankheitsfortschritt unterschiedliche Bereiche des Lebens an Bedeutung gewinnen und demzufolge einen Einfluss auf die Lebensqualität des jeweils Betroffenen haben. Zu berücksichtigen ist bei der Interpretation dieser Ergebnisse, dass die gesundheitsbezogene Lebensqualität bei HIV/AIDS-Patient/innen seit den 1990er Jahren und insbesondere seit der Verfügbarkeit antiretroviraler Medikamente drastisch gestiegen ist (cf. Rosenbrock & Schmidt 2012, 538).

In Deutschland wurde die gesundheitsbezogene Lebensqualität bei HIV-Patient/innen unter anderem im Rahmen der „Cost and Resource Utilisation Study in Antiretroviral Therapy" (CORSAR) mit dem generischen „EuroQol Group Health Questionnaire" (EQ-5D) erfasst (Kuhlmann et al. 2015). Mittels eines Fragebogens wird dabei zunächst ein Summenscore aus der Problemausprägung in fünf verschiedenen Dimensionen berechnet, und zwar in den Bereichen ‚Beweglichkeit und Mobilität', ‚für sich selbst sorgen', ‚alltägliche Tätigkeiten', ‚Schmerzen und körperliche Beschwerden' sowie ‚Angst und Niedergeschlagenheit'; der mögliche Maximalwert von 1,0 entspricht einer vollkommenen Gesundheit. Anschließend werden die Befragten gebeten, ihren heutigen Gesundheitszustand auf einer visuellen Analogskala zu bewerten. Der Summenscore lag bei HIV-Patient/innen mit 0,85 bis 0,91 relativ hoch, was für eine insgesamt gute Kontrolle und Versorgung der HIV-infizierten Patient/innen in Deutschland spricht (cf. Kuhlmann et al. 2015). Dennoch verdeutlicht die Selbsteinschätzung der heutigen Gesundheit, die mit 0,77 darunter lag, individuelle und tagesaktuelle Unterschiede.

Das bisher am häufigsten eingesetzte krankheitsspezifische Instrument zur Erfassung der Lebensqualität bei HIV und AIDS ist der so genannte „Medical Outcomes Study HIV Health Survey" (MOS-HIV, cf. Drewes et al. 2013, 20). Mittels eines Fragebogens werden ähnlich wie beim EQ-5D verschiedene Bereiche erfasst, darunter die allgemeine Einschätzung von Gesundheit und Lebensqualität, Schmerzen, Krankheitsbelastungen und Gesundheitsveränderungen sowie die körperliche, soziale, mentale und kognitive Funktionsfähigkeit des Betroffenen. Aus den abgefragten Dimensionen werden anschließend die zwei Summenscores der körperlichen und mentalen Gesundheit gebildet. In einer belgischen Kohorte HIV-positiver Personen lagen die Werte für die körperliche Gesundheit signifikant über denen der mentalen Gesundheit (cf. Degroote et al. 2013), was den Einfluss der antiretroviralen Therapie auf die körperlichen Beschwerden und damit auf die Lebensqualität verdeutlicht. Depressive Symptome, Arbeitsunfähigkeit und die Nicht-Einhaltung der Therapie waren mit einer verringerten körperlichen und mentalen Gesundheit assoziiert. Der separat abgefragte Bereich ‚Lebensqualität‘ lag sowohl bei Männern als auch bei Frauen bei 75 von maximal 100 und entspricht damit weitestgehend der von HIV-Patient/innen in Deutschland vorgenommenen Selbsteinschätzung ihres Gesundheitszustandes (cf. Kuhlmann et al. 2015).

Ähnliche Ergebnisse liefert eine in Australien durchgeführte Studie, bei der die Lebensqualität mit dem krankheitsspezifischen Instrument „Patient Reported Outcomes Quality of Life–HIV" (PROQOL-HIV) ermittelt wurde (cf. Herrmann et al. 2013). Abgefragt wurden die Bereiche ‚körperliche Symptome‘, ‚emotionaler Stress‘, ‚Gesundheitssorgen‘, ‚körperliche Veränderungen‘, ‚intime und soziale Beziehungen‘, ‚Stigma‘ und ‚Einfluss der Behandlung‘. Der Gesamtscore lag bei behandelten Patient/innen bei 64 von 100, bei nicht-behandelten Patient/innen hingegen bei 61. Deutlich reduzierte Werte wiesen bei den insgesamt 102 Befragten insbesondere die Bereiche ‚Stigma‘ (43), ‚intime Beziehungen‘ (52) und ‚Gesundheitssorgen‘ (55) auf. Auch Faktoren wie Arbeitslosigkeit und depressive Verstimmungen verringerten die Lebensqualität stark (cf. Herrmann et al. 2013).

Eine weitere Möglichkeit, erkrankungsbedingte Einschränkungen messbar zu machen, sind die so genannten ‚disability weights‘, die im Rahmen der regelmäßig durchgeführten „Global Burden of Disease Studys" festgelegt werden. Im Gegensatz zu den bisher vorgestellten Methoden werden die Gewichtungen dabei nicht von den Betroffenen selbst, sondern von Experten vorgenommen. In Abhängigkeit vom Krankheitsfortschritt und dem Behandlungsstatus wurden für 2010 weltweit Maßzahlen zwischen 0,053 und 0,547 ermittelt (cf. Salomon et al. 2012, 2135). Die Werte entsprechen inversen Gesundheitsskalen, das heißt der Wert 0 entspricht dem Optimum, also einem Zustand ohne Einschränkungen und bei voller Gesundheit, während der Wert 1 für den schlechtesten Gesundheitszustand steht.[5]

# 5 FAZIT

HIV und AIDS wirken sich auf zahlreiche Lebensbereiche aus und haben einen großen Einfluss auf die Lebensqualität der Betroffenen und deren Umfeld. Die vorangegangenen Ausführungen haben verdeutlicht, dass insbesondere zwei Aspekte eng mit der Lebensqualität verbunden sind, und zwar zum einen eine erfolgreiche Therapie, die positive Auswirkungen auf die körperliche und damit auch auf die soziale Dimension hat. Der zweite wichtige Einflussfaktor sind Stigmatisierungen und Diskriminierungen, die negative Auswirkungen auf das psychische Wohlbefinden und das Sozialleben von Betroffenen haben und zu Ängsten, einem reduzierten Selbstbewusstsein, sozialer Isolation sowie Einschränkungen in den Alltagsaktivitäten führen können. Mobbing am Arbeitsplatz kann beispielsweise einen Umzug oder einen Arbeitsplatzwechsel bewirken, was sich wiederum in einem reduzierten Einkommen niederschlägt. Im schlimmsten Falle haben Stigmatisierungen einen Einfluss auf den Zugang zum Gesundheitssystem und damit auf die Behandlung der Erkrankung.

Die Sicherstellung des Zugangs zu antiretroviraler Medikation für alle HIV-Infizierten und der Abbau von Stigmatisierungen scheinen also zwei zentrale Faktoren zu sein, an denen es weiterhin verstärkt anzusetzen gilt, um Betroffenen trotz ihrer schlimmen Erkrankung eine hohe Lebensqualität zu ermöglichen.

## LITERATUR

Amon, J. J. & Todrys, K. W. (2008): Fear of Foreigners: HIV-related restrictions on entry, stay, and residence. In: Journal of the International AIDS Society 11, 8.

Basavaraj, K. H., Navya, M. A. & Rashmi, R. (2010): Quality of life in HIV/AIDS. In: Indian journal of sexually transmitted diseases 31/2, 75–80.

Chi, Peilian & Li, Xiaoming (2013): Impact of Parental HIV/AIDS on Children's Psychological Well-Being: A Systematic Review of Global Literature. In: AIDS Behav 17/7, 2554–2574.

Degroote, Sophie, Vogelaers, Dirk P., Vermeir, Peter, Mariman, An, Rick, Ann de, Van Der Gucht, Bea et al. (2013): Socio-economic, behavioural, (neu-

---

[5] Um die Ergebnisse mit den Lebensqualitätsmessungen vergleichen zu können, müssen die Maßzahlen umgekehrt, also von 1 subtrahiert werden.

ro)psychological and clinical determinants of HRQoL in people living with HIV in Belgium: a pilot study. In: Journal of the International AIDS Society 16/1, 18643.

Deutsche AIDS-Hilfe (DAH) & European AIDS Treatment Group (EATG) (2015): The Global Database on HIV-specific Travel & Residence Restrictions. In: ht tp://www.hivtravel.org, 09.10.2015.

Deutsche AIDS-Hilfe (DAH) (2012): positive stimmen verschaffen sich gehör! Die Umsetzung des PLHIV Stigma Index in Deutschland. Berlin.

Dinkel, Andreas, Nather, Christina, Jaeger, Hans, Jaegel-Guedes, Eva, Lahmann, Claas, Steinke, Christina et al. (2014): Stigmatisierungserleben bei HIV/AIDS: erste deutsche Adaptation der HIV-Stigma Skala (HSS-D). In: Psychother Psych Med 64/01, 20–27.

Drewes, Jochen, Gusy, Burkhard, Rüden, Ursula von (2013): More than 20 years of research into the quality of life of people with HIV and AIDS – a descriptive review of study characteristics and methodological approaches of published empirical studies. In: Journal of the International Association of Providers of AIDS Care 12/1, 18–22.

Gesundheitsberichterstattung des Bundes (GBE) (2015): Arbeitsunfähigkeit bei AOK-Pflichtmitgliedern ohne Rentner. 2008. In: https://www.gbe-bund.de, 06 .10.2015.

GNP+, ICW & UNAIDS (2015): People living with HIV Stigma Index. In: http: //www.stigmaindex.org, 09.10.2015.

Guo, Yan, Li, Xiaoming & Sherr, Lorraine (2012): The impact of HIV/AIDS on children's educational outcome: a critical review of global literature. In: AIDS care 24/8, 993–1012.

Guyatt, G. H., Feeny, D. H. & Patrick, D. L. (1993): Measuring health-related quality of life. In: Annals of internal medicine 118/8, 622–629.

Herrmann, Susan, McKinnon, Elizabeth, Hyland, Noel B., Lalanne, Christophe, Mallal, Simon, Nolan, David et al. (2013): HIV-related stigma and physical symptoms have a persistent influence on health-related quality of life in Australians with HIV infection. In: Health and quality of life outcomes 11, 56.

Hickey, A. M., Bury, G., O'Boyle, C. A., Bradley, F., O'Kelly, F. D. & Shannon, W. (1996): A new short form individual quality of life measure (SEIQoL-DW): application in a cohort of individuals with HIV/AIDS. In: BMJ 313/7048, 29–33.

Kuhlmann, A., Mittendorf, T., Hower, M., Heiken, H., Gerschmann, S., Klauke, S. et al. (2015): Krankheitskosten von HIV-Patienten unter antiretroviraler Therapie in Deutschland – Ergebnisse einer 48-Wochen-Interimsanalyse im Rahmen der prospektiven multizentrischen Kohortenstudie „CORSAR". In: Gesund-heitswesen 77/06, e133-e142.

Milloy, M.-J., Marshall, Brandon D. L., Montaner, Julio & Wood, Evan (2012): Housing Status and the Health of People Living with HIV/AIDS. In: Curr HIV/ AIDS Rep 9/4, 364–374.

Mostardt, Sarah, Hanhoff, Nikola, Wasem, Jürgen, Goetzenich, Armin, Schewe, Knud, Wolf, Eva et al. (2013): Cost of HIV and determinants of health care costs in HIV-positive patients in Germany: Results of the DAGNÄ K3A Study. In: Eur J Health Econ 14/5, 799–808.

Mwinituo, P. P. (2006): Stigma Associated With Ghanaian Caregivers of AIDS Patients. In: Western Journal of Nursing Research 28/4, 369–382.

Radoschewski, M. (2000): Gesundheitsbezogene Lebensqualität − Konzepte und Maße. In: Bundesgesundheitsblatt − Gesundheitsforschung − Gesundheits-schutz 43/3, 165–189.

Rosenbrock, R. & Schmidt, A. J. (2012): AIDS. Neue Herausforderungen für die soziale und medizinische Prävention. In: Bundesgesundheitsblatt − Gesund-heitsforschung − Gesundheitsschutz 55/4, 535–542.

Salomon, Joshua A., Vos, Theo, Hogan, Daniel R., Gagnon, Michael, Naghavi, Mohsen, Mokdad, Ali et al. (2012): Common values in assessing health out-comes from disease and injury: disability weights measurement study for the Global Burden of Disease Study 2010. In: The Lancet 380/9859, 2129–2143.

Swaziland National Network of People living with HIV and AIDS (SWANNE-PHA) (2011): Stigma Index Report. Mbabane.

The WHOQOL Group (1995): The World Health Organization Quality of Life assessment (WHOQOL): position paper from the World Health Organization. In: Social science & medicine 41/10, 1403–1409.

UNAIDS (2010): Global Report. UNAIDS report on the global AIDS epidemic 2010. Genf.

UNAIDS (2013): Global Report. UNAIDS report on the global AIDS epidemic 2013. Genf.

United Nations (2011): Political Declaration on HIV and AIDS: Intensifying Our Efforts to Eliminate HIV and AIDS. Resolution adopted by the General As-sembly (65/277).

World Health Organization (WHO) (2015): Global Health Expenditure Database. Financing Sources HIV/AIDS. In: http://apps.who.int/nha/database/Select/Tab les/en, 11.10.2015.

# "How are you doing?" – "Great!"

## Negotiating mundane, medical and moral dimensions of patients' wellbeing in opening sequences of German and Nigerian HIV consultations

Eniola Boluwaduro & Alexandra Gross

## 1 Introduction: HIV and patients' wellbeing

In the middle of the 1990s, HIV turned from a fatal into a chronic infection due to the development of the so-called high active retroviral medication (HAART/ART). In countries offering ARTs to HIV positive citizens, the mortality rate due to AIDS-defining illnesses has significantly dropped since then. Until today, the HIV treatment has become more and more uncomplicated from a medical point of view. Not only have the pills of the ART regime become significantly smaller and the quantity of pills needed has reduced, but also the side effects accompanying the ART intake have become less severe.

Since HIV is (if well treated) an asymptomatic infection, its treatment takes place in outpatient clinics, in which the patients' medical condition and the success of the ART are controlled. Therefore, medical consultations take place irrespective of patients' current wellbeing. At the outpatient clinics in Germany and Nigeria, HIV-positive patients are advised to regularly attend routine checkings at intervals of 3 months. Besides measuring HIV unspecific blood values (e.g. indicators of lever functioning), two main blood parameters specific to HIV are checked: the so-called *virus load* and the amount of *CD4 cells*. The viral load serves as an indicator for the therapy success. Ideally, it should drop below 20 copies per millilitre blood in the course of the therapy, which is the limit of detection. Further, the amount of *CD4 cells* in the blood indicates the status of the patient's immune system. In some countries, including Nigeria, the regular checking of the virus load is sometimes left out due to cost factors. An optimal course of the medicinal treatment should avoid severe side effects such as nausea. Thus, the exploration of the patient's wellbeing constitutes a central activity in HIV consultations while patients' reporting of a positive well-being is diagnostically as relevant as the reporting of concerns. If patients complain about potential side effects or if the blood parameters do not develop optimally, the combination of ART substances is normally changed to another treatment regime. Having medical symptoms can also be an indication of an insufficient adherence behaviour to the treatment regime, which is not only a problem from a medical point of view but also an interactional challenge. Uttering medical concerns, e.g. as a response to doctors' opening questions might thus constitute a delicate act since it might query either the doctors' choice of the ART regime or the patients' adherence (cf. Groß 2018).

The exploration of the patients' wellbeing usually begins with doctors' opening questions. The most prominent opening question in routine HIV consultations either in German and Southwestern Nigerian clinic settings is "How are you (doing)?" respectively the German variant "Wie geht es (Ihnen)?" and Yoruba "Báwo lara (yín)". This contribution focuses on the opening sequences with "How are you (doing)" questions (in the following: HAYQs) in the two HIV contexts. Giving the fact that the question is also a prominent practice of greeting rituals / eliciting first topics in mundane interactions, we ask how mundane vs. more medical accounts of wellbeing are oriented to in the sequential conduct of the opening phase of the encounters. In other words: How do doctors and patients co-construct the local function of HAYQs being either more oriented as social talk or serving more as genuine medical inquiry?

Our analyses will show that there are different means applied by the interlocutors in order to topicalize aspects of the patients' wellbeing by and following "How are you (doing) questions" in the local unfolding of the opening sequences. These means include the sequential embeddings of the question, their linguistic formats, patients' responses and doctors' uptakes in the subsequent talk. While the uttering of medical complaints clearly sets the focus to relevant medical aspects of the patients' wellbeing, positive assessments like "fine" need to be disambiguated in terms of their medical relevance. As our contribution will show, "fine" responses might be interpreted by doctors as following the medical agenda or as being oriented to as a ritual response. While in German encounters "being fine" is taken as being in line with HIV treatment goals and expectations, patients' "fine" responses to HAYQs in Nigerian consultations are treated as irrelevant or inadequate regarding the medical agenda. In view of our finding that patients' positive wellbeing might be seen as a moral issue, we will discuss how talking about the patient's well-being in HIV consultations might disclose different interactional norms and medical expectations in the two cultural contexts.

## 2 OPENING A MEDICAL ENCOUNTER

Before giving an overview about relevant conversational analytic studies on opening sequences in medical encounters, it might be important to state that the opening phase of a (medical) encounter is constituted by different "types" of openings. Before the interlocutors can initiate the medical talk, they first have to take up talking itself, in terms of establishing a focused interaction. The latter is attained by the interlocutors' reaching of mutual attention and exchanging ritualized actions of greetings (cf. Auer 2017). Only after that, can the medical core activities be initiated. This is usually done by physicians' opening initiatives, which address patients' problems or concerns and define an agenda for the consultation. The differentiation between the *opening up of the encounter* and *opening up of the consultation* becomes relevant in cases where verbal practices can be used for both purposes, as will be shown for variants of HAYQs in HIV consultations.

In medical CA, there was an early interest in the opening phase of medical encounters. Several studies have pointed out the relevance of opening sequences for the further course of the consultation: "[t]he accomplishment of an opening sequence establishes the status and business for the consultation and so is crucial to the encounter" (Webb, vom Lehn, Heath et al. 2013, 81). The physicians' opening initiatives play an important role, thereby: they not only affect the manner in which patients' problems or concerns are presented but were even found to correlate with the patients' satisfaction with the encounter (Robinson & Heritage 2006; Menz, Lalouschek &

Gstettner 2008). With regards to their form, doctors' opening initiatives are not always designed as questions. Directives like "Please tell me about your problem" also serve to engage patients in presenting their concern(s), and sometimes doctors signal turn allocation merely nonverbally by lifting their head and gazing at the patient (cf. the meta-study by Nowak 2010).

Generally, opening initiatives bring down the talk to medical business, but they may establish quite different agendas for the consultation. In primary care visits, the physicians' opening initiatives might issue the existence of relatively new medical problems. This is done by questions like "What is the problem?" or "What can I do for you today?" (Robinson 2006). Questions like these not only project a description of the problem but also set up an extended transactional project (Robinson 2003) from history taking to diagnosis and treatment discussions. Opening questions can further presuppose an existing problem. For example, "How is it?" displays the doctor's knowledge about some special medical condition and evokes an update on its development. The state of the doctor's knowledge cannot only be displayed in follow-up consultations: pre-existing information from the patient record or from medical assistants might also come through in first consultations, posing the challenge for the doctor to decide how much knowledge he or she should already communicate (Heritage & Robinson 2006).

In routine encounters, doctors were found to display a double orientation between requesting for problem presentations on the one hand and sticking to the routine agenda on the other hand. Robinson (2006) identified "What's new" questions in doctor/patient-consultations with chronically ill patients as a strategy to imply a differentiation between new and old concerns, while only implying a problem orientation. A more explicit practice in this regard was identified in optometry consultations: Here, optometrists give patients the complementary opportunities to raise concerns or to deny the existence of problems by asking questions like "Are you having any problems?" (Webb, vom Lehn, Heath et al. 2013). The authors observe that optometric patients showing up for routinely scheduled consultations were not even *supposed* to have any problems, as this could raise the question of why they did not seek help earlier. Also, in other regularly occurring consultations, patients may attend just for screening reasons, so that they are not required to report a *doctorable* problem (Heritage 2009) or to be sick at all. In cases like these, doctors and patients co-construct a *well visit* (Heritage & Raymond 2010), meaning that they – right from the beginning of the talk – orient to routine tasks for the ongoing interaction.

Variants of HAYQs were found to be used by physicians at the beginning of follow up visits or routine consultations. HAYQs generally presuppose a genuine request for information from the questioner: the essence of the question touches on what Pomerantz (1980) refers to as a type B event, i.e. information that can only be provided by the respondent and that is not deducible by the questioner or a third party, in this case: the questioner's wellbeing. "How are you?" or "How are you doing?", in medical consultations, constitute a special case, since they interfere with a widespread greeting practice or first topic elicitor from mundane conversations. Here, "How are you (doing)?" typically forms a first pair part of a ritualized greeting sequence, after which a minimal "fine" as a response (or a comparable positive evaluation of one's own wellbeing) constitutes the unmarked response. Sacks (1975) even states (with the eponymous title of his contribution) that "everyone has to lie", while giving the unmarked global-positive evaluations of one's wellbeing as a response to HAYQs (e.g. "I'm fine"). Evaluating one's well-being as extremely negative or positive turned out to be consequential for the further sequential course of the talk: diagnostic questions are common as a follow-up action, evoking accounts for the extreme state of mind and establishing it as the first topic of the conversation (Schegloff 1986). For doctor/patient-interactions it has been found that slight lexical variations of HAYQs entail different responsive orientations by patients. HAYQs, thus, entail different actions, depending on the verb used as present participle – see the following extract:

**Extract 1: HAYQ in the beginning of a doctor/patient encounter (Drew, Chatwin & Collins 2001, 61)**

```
01   Dr:   Hi Missis Moff[et,
02   Pt:               [Good morning.
03   Dr:   Good mo:rning.
04   Dr:   How are you do:[ing
05   Pt:               [Fi:ne,
06         (.)
```

```
07   Dr:   How are y[ou feeling.
08   Pt:            [Much (better.)
09   Pt:   I feel good.
10         (.)
11   Dr:   Okay ... so you're feeling
12         a little [bit better with thuh
13   Pt:            [Mm hm,
14   Dr:   three: of thuh [Chlonadine?
15   Pt:                  [Yes.
```

Although a greeting sequence already takes place in the lines 02 and 03, the patient's response in line 04 (partly overlapping with the last word: "doing", of the doctor's question) looks like an unmarked response to a ritual greeting of HAYQ in mundane interactions, while producing the minimal positive assessment "fine". By slightly changing the lexical material (i.e. the verb) in a follow-up HAYQ (line 07), the physician now clearly focuses on a medical dimension of wellbeing, which is co-oriented to by the patient in her response (line 08). Also, by bringing up the temporal perspective of an improvement in her wellbeing, the patient, thereby, contextualizes the encounter as a follow-up.

Extract 1 shows several things, which are supported by further studies: HAYQs in medical encounters can be responded to as more mundane ritualized question about the respondent's wellbeing, even if there has already been a greeting sequence before. Furthermore, Extract 1 shows that the verb choice plays a fundamental role in the responsive orientation of patients. While it might be puzzling for patients to find out how "How are you *doing?*" is meant by the doctor, "How are you *feeling?*" is clearly treated as being located within the genuine medical history-taking activity (Drew, Chatwin & Collins 2001). This observation is confirmed by Robinson (2006) who states that the former is treated as a ritualized question. In contrast to Robinson (2006), Gafaranga & Britten (2003) claim that HAYQs always operate as a problem eliciting device: a positive assessment, in their view, is a patient-sided misinterpretation as part of a greeting. In line with Robinson's study and in contrast to Gafaranga & Britten's claim, Watermeyer & Penn (2009) show another type of medical consultation where participants' responsive orientations to HAYQs follow a more mundane account. The authors observe that in encounters between pharmacists and HIV-positive patients in a South African clinical setting, HAYQs (with the gerund of the verb "go") are treated as part of a greeting "rather than serving as an invitation for patients to provide information about their health" (Watermeyer & Penn 2009, 2057). This might, however, also be due to the contextualization of typical tasks of encounters at a pharmacy, which are rather distributing medication than exploring and interpreting the customers' medical issues. On the other hand, and as Extract 1 shows, although following a more mundane account, patients generally do not pose the question to pharmacists or physicians in return. So even if their responses are formally identical with preferred positive assessments to HAYQs in mundane contexts, patients also do orient to an institutional asymmetry by not engaging in symmetrical initiatives (Robinson 2001 speaks of an institutional *asymmetry of initiative*).

A participant's orientation towards institutional purposes of HAYQs (in the variant "How are you doing?") can occur even more subtly in cases of routine control encounters, for example, in optometry consultations as Webb et al. (2013) analyzed. As indicated earlier in the introductory section, patients in some routine clinical encounters are not "required" to have any medical concerns when they attend the consultation. Conversely, it might be the case that the absence of any problems constitutes the institutionally desired case, and a "no problem" response, thus, becomes the interactionally preferred course of action. If it is important to know about the patient's good wellbeing, HAYQs in medical consultations might also constitute the first institutionally relevant step in terms of setting the stage for further medical inquiries. In other words, if patients give a positive assessment in response to a HAYQ, they thereby negate the existence of medically relevant problems, which itself might be treated by doctors as following an institutional account.

In the following sections, we analyze what HAYQs, in the variant "How are you (doing)?" "do" in HIV consultations in the two institutional contexts, i.e. how interlocutors construe, ascribe and negotiate local functions of HAYQs. As will be shown for German and Nigerian consultations, HAYQs may slightly be oriented to as a ritually social question or clearly relocated for medical purposes. Crucial for gaining intersubjectivity about the relevant dimensions of the patients' well-being, are not only features of the turn design of HAYQs (German consultations), but in particular, the sequential embedding of the question (Nigerian consultations), the patients' responses and (non)uptakes on the patient's response in the following sequence(s) (both datasets). Sequential analyses will show how these ressources play together in constructing the interactional meaning of HAYQs step by step. A comparison of German and Nigerian opening sequences will show that in the German consultations, HAYQs are predominantly negotiated as initiating the medical agenda, which is not only indicated by their sequential disintegration from preliminary talk but also by their turn design and the interlocutors' follow-up actions. In the Nigerian encounters, HAYQs operate between being part of a greeting ritual and doing a medical inquiry, which is strongly dependent on their placement and language choice. Generally, participants orient towards moral aspects of "(not) doing fine" in the two cultural contexts.

## 3 DATA AND METHOD

The interactions are routine encounters of HIV patients and doctors in which the success of the ARV (antiretroviral) therapy is controlled at regular intervals. A corpus of 71 audiotaped interactions between physicians and HIV-positive patients in Germany form the first database for the present study. The data was collected in an outpatient clinic in Germany, which specializes in the treatment of HIV. Secondly, 70 consultations with female HIV-positive patients were recorded in a comparable medical context in Nigeria. The study was approved by a university human-subjects' protection committee. Participants provided informed consent to be recorded and gave permission to publish the transcripts. The data was transcribed using the GAT2 transcription (Selting, et al. 2009) convention which is the most commonly used system in Germany.

Descriptive statistical analyses of opening sequences in these encounters show that the HAYQ "Wie geht's Ihnen?" ("How are you (doing)?") is the most commonly used opening practice in German HIV consultations: it accounts for about two thirds of all opening initiatives (69 percent). Encounters in the Nigerian context also frequently feature "How are you?" questions (39 percent). In order to discuss the functional potentials of HAYQs, we approached the data using Conversation Analysis (CA; e. g. Sidnell & Stivers 2013). CA features a social-constructivist view on various forms of social togetherness – from mundane dyadic or multiparty encounters to institutional interactions like HIV consultations. Following a CA perspective, the meaning of what we say (e.g. posing HAYQs) and what we do to each other (e.g. by talking) is not *a priori* fixed, but always a product of interaction:

*Inter-action* consists of the interplay between what one speaker is doing in a turn-at-talk and what the other did in their prior turn, and furthermore between what a speaker is doing in a current turn and what the other will do in response in his/her next turn. (Drew 2013, 131)

Giving the relevance of doctors' opening questions for the further course of the consultation in general, and the prominence of HAYQs in the beginning of both German and Nigerian HIV encounters, we felt that it was worth finding out which kind of interactional ground the interlocutors set foot on by posing and responding to HAYQs. By analyzing the opening sequences sequentially, it was traced how the interlocutors establish mundane, medical and moral dimensions of the patient's wellbeing.

## 4  RESULTS

HAYQs in HIV encounters in German, English or Yoruba formally look like ritual opening questions / first topic elicitors from everyday conversations in these three languages. They, however, vary between clearly being treated as a ritual practice of entering a phatic communion as being consistent with opening phases of mundane interactions, or as clearly being the first part of the medical history-taking activity at the other end of the scale. Different contextualization cues, e.g. the turn design of HAYQs, lead the participants' as well as the analysts' interpretation in the one or the other direction: they play a role in how the patient's wellbeing is topicalized in the subsequent talk. The contrastive analysis of the German and Nigerian consultations shows that the two datasets systematically differ in terms of which cues the interlocutors use in order to push one or the other meaning forward: In Nigerian encounters, the sequential embedding and turn internal position, as well as the language of doctors' HAYQs, can be varied and this turns out to be essential for patients to design their response. However, the purpose of the question may stay ambiguous and doctors may retrospectively question the adequacy of patients' "fine" responses (section 4.1). In German HIV encounters, it is the turn design of HAYQs and also the 2$^{nd}$ or 3$^{rd}$ turns that are important to trace how the interlocutors make sense of HAYQs (section 4.2). The interlocutors in both German and Nigerian encounters were found to consider the ambivalent meaning of patients' "fine" responses, particularly by topicalizing medical aspects of the patient's wellbeing after patients have just assessed their wellbeing positively without relating them to medical conditions (German and Nigerian consultations). Last but not least, doctors in German consultations might maintain the patient's positive well-being as a topic for wellness-related small talk, apart from the medical agenda (section 4.3).

## 4.1 SEQUENTIAL EMBEDDING OF HAYQS

From a conversational analytic perspective, the interlocutors' ability to grasp what a turn of a speaker is accomplishing is essentially due to the contextual features surrounding a single turn of talk (e.g. Levinson 2013). Correspondingly, the sequential embedding of HAYQs in HIV consultations is a relevant cue for patients to ascribe a major action to the doctor's question, i.e. to establish mundane or medical accounts of the patient's wellbeing. Robinson (2013a, 264) alludes to this multi-functional interactional trajectory as the possibility for a HAYQ to "accomplish an entirely different action – depending on its location within openings".

HAYQs can be either integrated within or disintegrated from greetings and preliminary talk right at beginning of the focused interaction. HAYQs in the German consultations are stable regarding their sequential position: They consistently occur after the interlocutors have greeted each other and have taken seats in the consulting room. This is also due to the interaction architecture (Hausendorf, Schmitt & Kesselheim 2016) the interlocutors are facing in the clinic's rooms. While doctors in the Nigerian setting are mostly already seated when patients approach the consultation room (after being summoned by a medical staff), patients in the German setting wait in front of the consultation room or in a waiting room to be picked up by their doctor, so that greetings and preliminary talk are likely to occur before the participants are getting ready for the medical agenda.

Extract 2 starts shortly after the beginning of the recording, which is located after the beginning of the focused interaction between the doctor and the patient. In line 07, the doctor informs the patient about having started the recording and reassures that the patient could decide to delete it in case he changed his mind about his acceptance (line 08). After the patient has displayed informed consent about this matter with agreement tokens (line 09, 10, 11), the doctor asks a HAYQ (line 12).

**Extract 2: HAYQ after preliminary talk (German HIV corpus)**

```
07      D:      ich hAbs geSTARtet,
                i've started it
08              [also] wEnn_[sie_sich_s nachher] anders
                überlegen <<all> können wir_s immer [noch
                (LÖSCHen)>.]
                if you change your mind about it we
                can
                still delete it
09      P:      [ja- ]
                yes
10                          [is GUT;              ]
                            okay
11                          [nein.
                            ]
                no
12      D:      <f> wie GEHT_S ihnen;>
                how are you doing
13      P:      sehr GUT;
                very well
14      D:      WUNderbar. (-)
                wonderful
15              ((sound of turning pages of a book))
16              A:lso ich hab die letzten blUtwerte vom
                dritten MAI,
                well i have the blood values of may
                third
```

By uttering the question in an increased loudness, the HAYQ clearly makes a cut to the clarifying preliminaries and constitutes the beginning of the core agenda of the encounter. After the patient's high-graded assessment of his wellbeing (line 13), the doctor closes the sequence with a positive third turn assessment (line 14). Together with the absence of a corresponding HAYQ question asked by the patient, as it is usual in many mundane encounters, an institutional account is promoted. The physician does not engage in further explorations of the patient's wellbeing. By immediately passing to the delivery of the blood test results (line 16) we can see that stating a positive well-being is treated as a precondition for leading over to routine activities instead of engaging in problem explorations (see also section 4.3).

In contrast to this stable sequential embedding of HAYQs in German encounters, the Nigerian consultations diverge with respect to their placement:

Firstly, HAYQs occur in the same sequential environment like in the German encounters, as we can see in the following extract 3: The participants open the consultation with greeting exchanges (lines 01 and 02), a sequence which is proceeded by a 0.7 seconds' pause (line 03). Following this, the doctor asks the patient "How are you?" (line 04) and she responds with "fine" (line 05).

**Extract 3: HAYQ after greeting exchanges (Nigerian HIV corpus)**

```
01   Pat:   good morning doctor
02   Doc:   good morning
03          (0.7)
04   Doc:   how are you?
05   Pat:   fine
06   Doc:   since we gave you drugs=
07          =you have not come back
08   Pat:   ()
09   Doc:   i didn't hear you o↑
10   Pat:   i came
```

Here again, the sequential location for the HAYQ is instructive for understanding the action it performs. The greeting ritual has already been completed, while the pause paves the way for other types of actions to take place, i.e. opening the medical core part of the encounter. The patient's minimal "fine" response (line 05) itself is quite agnostic regarding a mundane or medical dimension of wellbeing but it allows the participants to move on to other "businesses of the interaction" (Heritage & Stivers 2013, 668), as we have already seen for the German consultations (Extract 2). The doctor's statement on her clinic visit (lines 06 and 07), coupled with his demand for an explanation (line 09), when her utterance was inaudible (line 08), starts a new anamnestic activity which is here initiated with an accusation concerning the patient's commitment to former clinics appointments (for detailed analyses of doctors' accusations and the moral dimension of patients' fineness in Nigerian HIV consultations, see Boluwaduro 2018).

In Nigerian consultations, HAYQs can, secondly, be integrated into the greeting sequence. They, thereby, more or less clearly establish phatic communion purposes depending on their position within the doctor's turn: In extract 4, the question is located turn initially at the very first sequence of the consultation so that the patient is not even required to respond to the HAYQ. The opening question is followed by the history-taking question "Where do you live?" (line 02), which is uttered within the same TCU (turn construction unit).

**Extract 4: Turn-initial HAYQ followed by a history-taking question in the same TCU (Nigerian HIV corpus)**

```
01   Doc:   how are you?=
02          =where do you live?
03   Pat:   ()
04   Doc:   sorry because of that child
05          you gave birth to the baby right?
06          we will send you to pmtct hospital
07          they will take care of you (.) you hear?
08          you are supposed to be on drugs
09          but the child too
10          the child must be taken care of
11          are you breastfeeding?
12   Pat:   yes
```

The patient is not allocated a turn to respond before the doctor has posed the second question. He thereby makes clear that this HAYQ has not to be responded to by the patient. Although, unfortunately, the patient's response turn in line (03) is inaudible, we can see that there is no uptake by the doctor (of possible patient answers to the two questions in lines 01–02) in the following sequence, instead, he expresses sympathy for the patient's child (line 04). The doctor thereby not only makes a K+ claim regarding the information he needs about the patient's relevant state of health (Heritage 2010), but takes it as a basis for leading over to his own agenda: he refers the patient to prevention of mother to child transmission hospital for the prevention of the HIV virus to her unborn baby (lines 05–06) and proceeds to recommend a treatment (line 08).

In extract 5, the HAYQ occurs at a turn final position, it follows a second part of the greeting sequences within a single TCU (lines 02 and 03). In contrast to the previous extract 4, the question thereby elicits a "fine" response (line 04) as we have seen for the first context (extracts 2 and 3).

**Extract 5: Turn final HAYQ in the same TCU with the second-pair part of a greeting exchange (Nigerian HIV corpus)**

```
01   Pat:   good morning
02   Doc:   good morning=
03          =how are you?
04   Pat:   fine
05   Doc:   fine?
06          everywhere is fine: sure?
07   Pat:   yes
08   Doc:   why are you here then↑
09   Pat:   <<:-) < i'm just trying to::: ( )>>>
```

In the following sequence, the doctor takes up the patient's positive assessment: The interrogative-intoned repeat (line 05) treats the preceding turn as a trouble source and constitutes a repair initiation but is subsequently followed by the meta-communicative comment "everywhere is fine, sure?" (line 06). It not only indicates a (potential) inadequacy of patients producing a positive assessment as a response to his HAYQ but also displays sensitivity to the different actions the question is able to perform. By asking about her reasons to come in the light of a positive well-being (line 08), the patient's "fine" response is treated as accountable; it then, in fact, entails an account in line 09. By smile voice, the patient displays an understanding of what the doctor is referring to with his meta-comment: the different meanings of HAYQs and the potential inadequacy of her "fine" response displaying *non-doctorability*.

Extract 5 shows that the doctor *post hoc* establishes the expectation of patients' uttering medically relevant dimensions of wellbeing on clinic days and retrospectively, drives an institutional meaning of the inquired wellbeing. In the further sequential course, he sets the interactional agenda on complaint solicitation (not shown).

In sum, German HAYQs are constantly located after greetings and preliminary talk, and they recognizably start something new. Nigerian HAYQs differ regarding their sequential embedding, but the same sequential position is found here, too, likewise requesting a patient's assessment of her wellbeing. HAYQs in Nigerian consultations may further occur turn finally within the same TCU of a second greeting or turn initially within a first greeting. In the latter position they do not establish a conditional relevance towards a response, rather, a ritual character of the question is highlighted. In contrast to the German consultations in which the greeting takes place much earlier, HAYQs in Nigerian consultations always occur in the context of greetings. In the cases HAYQs are placed directly after doctors' greeting turns, it may, therefore, be difficult for patients (as for analysts) to grasp the purpose of the question. The ambiguity between focusing medical or mundane dimensions of wellbeing is not dissolved in case patients give minimal "fine" responses.[1] Our analyses, therefore, suggest that the doctor's choice regarding the placement of a HAYQ can be used more as a means to establish the social relationship, or rather to fluently merge into the medical agenda, which is then clearly established by subsequent history-taking questions.

---

[1]    Doctors and patients, however, negotiate in the further course of the sequence, if a medical account of the patient's wellbeing is followed (see section 4.3).

## 4.2 HOW ARE HAYQS DESIGNED AND RESPONDED TO?

Lexical, prosodic and syntactic turn design features of utterances constitute the *social action format* of an utterance (Couper-Kuhlen 2014) and essentially drive the interlocutors' understanding of the action which is documented in how they respond to it. This also applies to HAYQs in our two datasets: Although constituting a cross-linguistically stable practice of (ritually) asking about a partner's wellbeing, HAYQs are produced in three different languages. They might also occur in slightly modified formats in the German context, which might trigger a different response orientation by patients as we will see later in this section.

In the German data, HAYQs often feature the words "Wie geht's Ihnen?" (literally translated: "How is it going with you?"); sometimes the indirect object "you" is left out: "Wie geht's?". In these basic designs, HAYQs feature a terminal falling intonation and a primary stress on the verb-clitic-syllable "geht's".

When realized in English and Yoruba in the Nigerian corpus HAYQs do not feature variation in their turn design features in terms of lexical choice. In English, they involve the words "How are you?". When realized in the Yoruba language, they are literally realized as "Báwo lara?" meaning "How is your health?". The Nigerian data suggest that the language choice plays an important role in how patients respond to a HAYQ and how doctors take up their responses (see also section 4.3):

In extract 6, the doctor opens the consultation in the Yoruba by initiating the first pair part of a greeting sequence with a greeting question "How is your home?" (line 01) and immediately proceeds with a health-related HAYQ "How is your health?" (line 02). Giving that no turn is allocated for the patient to respond to before the second question is asked, the patient responds to both questions in a normative form of the Yoruba greeting culture (cf. Olaoye, 2017). Hence, her "very well" (line 03) response is the second pair part of the greeting sequence.

**Extract 6: HAYQ in the Yoruba language followed by a positive evaluation (Nigerian HIV corpus)**

```
01   Doc:   ile nko
            how is your home
```

```
02   bawo   lara
            how is your health
03   Pat:   alaafia
            very well
04   Doc:   se kosi ti e fi bewa wo o
            is there a reason you have come to see us
05          ki lo n sele
            what is happening
06   Pat:   mo nya igbe=
            i have diarrhoea
07          =mo legbo lenu
            i have sore in my mouth
08          mi o le jeun
            i can't eat
09          ara tun n ro mi eti n yun mi
            my body aches and my ears itch
```

In the following, the doctor starts a complaint solicitation: "Is there a reason why you have come to see us?" and "What is happening?" (lines 04–05). He, thereby, treats the patient's statement of fineness as irrelevant for medical purposes. His double complaint solicitation question forms solicit additional information and in response, the patient states a medical complaint (lines 06–09).

In sum, despite the explicit reference to the biomedical and wellness-specific terminology "body", HAYQs designed in Yoruba tend towards an establishment of the Yoruba greeting ritual within a multi-unit turn. This is unlike the possibilities for its other actions, like solicitations of medical information when asked in English or German. Thus, it is typical for doctors in these contexts to orient to patients' responses to HAYQs in Yoruba as phatic communion: "very well" (line 03), thereby, completing this first phase and moving on to other activities (see also section 4.3).

In German encounters, "fine" responses[2] to a HAYQ are sometimes followed by sequence closing third assessments by the physicians (see also extract 2). See the following extract:

---

[2]   In around 50 percent of the German consultations, patients assess their wellbeing positively.

**Extract 7: HAYQ followed by a positive evaluation (German HIV corpus)**

```
23   D:   wie !GEHT_S! ihnen_denn. (-)
          how ARE you_then. (-)
24   P:   gut; (-)
          fine; (-)
25   D:   SEHR schön. (-)
          VERy nice. (-)
26        ALso. =
          SO. =
27        = ich hab die wErte jetz vom
          einunddreißigsten FÜNFten?
          =i have the values of thirty first of may?
```

Here, an orientation towards medical institutional purposes becomes subtly apparent through the doctor's evaluation of the patient's response. Not only the direct way of assessing one's positive wellbeing, but also the doctor's assessment of the patient's response reveals that the preference structure of HAYQs in mundane interactions is transferred to institutional purposes, i.e. uttering a positive well-being is the interactionally preferred case. The patients' fineness, at the same time, constitutes the medically preferred case.

The preference for a positive well-being is further buttressed by the following pattern: HIV patients in the German encounters sometimes produce high-graded assessments like "fantastic" or "very good" as a response to HAYQs, as we have also already seen in extract 2 (see Groß 2018 for detailed analyses). Unlike in mundane interactions, these high-graded assessments are not followed by diagnostic questioning that Sacks (1975) describes as a typical questioner's uptake of extreme assessments of one's own wellbeing in mundane interactions. In addition to highlighting the medical preference of a positive wellbeing, the interlocutors implicitly orient to the medical goal of the HIV therapy, which is to ensure that patients live a "normal" life despite HIV (this is sometimes even explicitly communicated in other parts of the consultation; see Groß 2018). In contrast to this pattern, "fine" responses to HAYQs in the Nigerian consultations, may be treated as irrelevant for the medical agenda (see section 4.3) and can even be made accountable, as we have seen in extract 5.

The medical desirability – and thus: interactional preference – of stating a positive wellbeing in the German consultations is confirmed *ex negativo* in cases, in which patients utter acute concerns in response to HAYQs: they do so by relativizing their problem or by delaying a problem account within their response turn (see Groß 2018). Consider the following extract:

**Extract 8: Patient utters complaints in response to a HAYQ (German HIV corpus)**

```
08   D    wie IS_et;
          how is_it
09        (-)
10   P:   eh:-
          uh:-
11        eigentlich oKEE jetzt.
          principally okay now
12        ((sound of scrolling pages))
13        bis eh: (-) meine AUgen, (-)
          except uh: (-) my eyes (-)
14        <<p, all> SEHN sie?>
          can you see it
15        geSCHWOLLn?
          swollen?
16   D:   geSCHWO[LL:N?]
          swollen?
17   P:         [ fast] (-) fAst jeden
          MORgen;
          almost (-) every morning
18        (--)
          (--)
19   D:   hm::,
          hm
20   P:   und mein ganzer kÖrper is
          geSCHWOLLen-
          and my whole body is swollen
21        (-)
          (-)
22   D:   <<f> ja_das is aber doch nich
          oKEE;>
          well_but that is not okay
```

The doctor poses a HAYQ in a different turn design: "Wie is et" means "How is it", the question does not ask about a concrete referent but is rather used as an inquiry of the patient's general wellbeing in an informal register. The hesitation (line 10) and the downgraded "okay" response in line 11 already projects a dispreferred response because it stands in contrast to the positive assessments in previous extracts which were uttered in a direct manner. In the further course of the patient's turn, a severe complaint is uttered (line 20). It is established step-wise, by first presenting and validating a problem with his eyes as an exception of the patient's positive general wellbeing (line 13–16), and then expanding the problem both temporally (line 17) and locally (line 20). The structure of the patient's response shows that it is based on the underlying preference for displaying a positive wellbeing. The patient orients to this preference structure by sending ahead a preferred stating of a positive general wellbeing, followed by uttering a complaint as a constraint to the former.

Going back to the turn design of HAYQs: While it is not varied in terms of lexical material with questions in English or Yoruba in the Nigerian context, the design of the questions in the German HIV corpus features lexical or phrasal modifications or "add-ons" in around one-third of the cases. Besides the more informal format "Wie ist es?" ("How is it?"), there is primarily the turn final temporal adverb "momentan" or "im Moment" (at the moment) added to the basic TCU "Wie geht's (Ihnen)?" and the turn-initial discourse markers "erstmal" (first of all) and "so" ("okay")[3]. The intonation contours in these extended formats may differ from the basic format in terms of featuring a rising pitch at the turn end.

Our analyses showed that additional lexical material in the HAYQ turn, together with prosodic variation, tend to "trigger" a more explicit medical interpretation: Patients tend[4] to respond medically focused e.g. by contrasting a current positive well-being with former problems or by negating the existence of medically relevant problems. This is due to the fact that the discourse markers clearly mark a cut to preliminary talk, while the temporal adverb specifies the response expectation. See the following example:

---

[3]   The analyses showed that the turn final modal particle "denn" (actually) did not have an effect on the patients' responses in this regard.

[4]   Due to the little data volume we were not able to run statistical analyses.

**Extract 9: HAYQ with temporal adverb "at the moment" (German HIV corpus)**

```
17   D:   gut.
          good.
18        wie gEht_s ihnen momenTAN?
          how are you doing at the moment?
19   P:   j_h_a GUT;
          we_he_ll FINE;
20        kEIne proBLEme.
          no problems.
21   D:   <<p> hm_hm?>
          <<p> hm_hm?>
22        (2.5)
23        <<p> okee.>
          <<p> okay.>
24        blUtentnahme war AUCH schon. =
          blood has already been taken. =
25        = ge? =
          right?
```

Here, the patient first states that he is doing "fine" (line 19) as a response to a HAYQ with the temporal adverb "at the moment". Although slightly downgrading his positive assessment by the turn-initial "well" and the hesitation markers, he then gives an explicit "no problem" account in line 20. In line 21, the doctor produces a continuer, thereby giving the patient the floor to expand his response turn. After a pause of 2.5 seconds, the physician displays his understanding that the patient's response is finished and leads over to the delivery of the blood test results, as part of the routine agenda.

In example 10, the doctor asks a HAYQ question with the same design as in extract 6, in terms of its interrogative format and sequential positioning. Here the patient, likewise, offers an affirmative response "It is good" (line 03).

**Extract 10: Additional Complaint Presentation as Response to a HAYQ in the Yoruba language (Nigerian HIV corpus)**

```
01   Doc:   ile nko
             how is your home
02           bawo lara
             how is your health
03   Pat:   dada ni
             it is good
04           (.)
05           sir nkan ti mowa ri yin fun ni wipe
             sir what i came to see you for is that
06           atigba ti mo ti ni miscarriage
             since i had miscarriage
07           mi ori period mi mo
             i did not see my period anymore
```

Note that the doctor refrains from either taking another turn or constructing further interaction work to establish his orientations to the HAYQ. Instead, both doctor and patient observe a pause (line 04), after which the patient self-selects a turn that orients to "How is your health?" as a solicitation of her state of health – she states medical complaints (lines 05–07).

In sum, while Nigerian HAYQs are varied regarding the language choice in German consultations a frequent basic format of HAYQs can mainly be differentiated from formats with additional lexical design features and prosodic variation. These "add-ons" not only change the turn design slightly, but also changes their interpretation as projecting a medically relevant depiction of patients' wellbeing, which patients also orient to in case they are doing fine. Positive evaluations on patients' side turned out to be the interactionally preferred response in German HIV consultations, which becomes apparent in both (high-grade) positive assessments and problem responses as we have seen in the extracts 7 to 9 in this section. After a patient's preferred positive evaluation of his or her general wellbeing, physicians can keep track of doing a well visit, while initiating routine activities. However, in both contexts, doctors may follow up on the patient's wellbeing in history-taking activities, as will be described in the next section.

As already seen in extract 5, doctors' questioning of patients' "fine" responses in the Nigerian setting show that a medical account can be retrospectively demanded by the doctor, although HAYQs are located in the context of greeting sequences. A positive assessment may then be treated as accountable, indicating that "doing fine" entails a moral dimension in the light of attending HIV consultations.

## 4.3 Uptakes of patients' wellbeing after "fine" responses

Single turns during the conversation are not only embedded in a sequence of action (e.g. the opening sequence) but also in an overall structural organization of the clinical encounter, consisting of several sequences of action that "hang together or cohere" (Robinson 2013b, 257). In contrast, we have seen in previous extracts that HAYQ sequences might be followed by a clear doctors' initiation of routine activities like the delivery of blood test results. For example, extract 7 features a default case for what happens after a patient utters a positive assessment of his wellbeing as a response to the physician's HAYQ in German and some of the Nigerian consultations: stating that he/she is doing "fine" operates as a precondition for the doctor leading over to other medical activities like the informing about the latest blood test results (see also extract 2). However, HAYQ sequences in HIV consultations, likewise, might be located at the beginning of a broader activity (see Robinson 2003 for primary care visits), in which history-taking of former or current medical problems or treatments are at the top on the agenda. In Nigerian as well as in German HIV consultations, aspects of the patients' well-being that are addressed by a HAYQ might be maintained as the main topic in the following strands of talk, also in cases where patients assess it positively. In some cases, patients themselves lead over to the medical agenda as we have seen in extract 10. Doctors might further either:

– explore medical aspects of the patient's wellbeing by history-taking questions (German and Nigerian consultations),
– explore mundane aspects of the patient's positive wellbeing by comments or questions (German consultations) or
– query the patient's response orientation by commenting on it as we have seen in the in extract 5 (Nigerian consultations).

Doctors, thereby, rather push forward a medical agenda, engage in informal talk or treat a patient's "fine" response as a moral issue resulting in respective activities. They, thereby, either nuance a medical or mundane orientation and/or query how wellness is oriented to by the patient.

Extract 11 poses the first possibility of exploring medical aspects of the patient's wellbeing: The HAYQ in line 01 constitutes the first action step in the encounter. The question receives an inaudible response from the patient (line 02) so that her response orientation is, unfortunately, not evident. However, since the doctor does not uptake the patient's response, we might deduce that she has given a no problem account in response to the HAYQ.

**Extract 11: History-taking questions after a HAYQ sequence (Nigerian HIV corpus)**

```
01   Doc:   how are you
02   Pat:   (unintelligible, approx. 0.02)
03   Doc:   any complaints=
04          =any problem?
05   Pat:   my body was itching me (.)
06   Doc:   your body was itching (0.04)
07          your body was itching you::
```

Following the patient's response, the doctor issues a double "Any X?" problem-oriented question (lines 03 and 04), which solicit a complaint. Thereby, the doctor treats the patient's response to the HAYQ as insufficient regarding relevant medical aspects of wellbeing. The patient responds by uttering itching body feelings, which are presented as a former problem (line 05). Nonetheless, the doctor continues to explore the problem (lines 06–07). This extract shows that the history-taking questions after the HAYQ sequence are in the service of maintaining medical perspectives that were suggested by the HAYQ question sequence. The doctor makes it clear that regardless of the patient's positive or negative well-being, the topic of past and current well-being is important. In fact, the doctor foregrounds this orientation by using the double question forms in his turn (lines 03–04), which provides varying possibilities for responding to the medical concern.

The following extract from German HIV consultations similarly shows how doctors may maintain medical aspects of the patient's wellbeing as a topic and thereby, follow a goal-defined part of an overall structural organization of medical encounters (Robinson 2003, 2013b). The encounter features a triadic participant constellation with a patient who is a second language speaker of German. Her partner is attending the consultation as well. After drawing a line to the preliminary talk in the lines 18 and 19 (accompanied by quiet laughter of the patient's partner), the doctor asks a HAYQ in line 21, which is responded to not only with a positive assessment (line 22), but also with an expression of gratitude (line 23), which rather indicates a mundane interpretation of the HAYQ.

**Extract 12: History-taking question after "fine" response to HAYQ (German HIV corpus)**

```
18   D:      ja.
             well
19           <<p, cv> gut>.
             okay
20   Part:   ((laughs quietly))
21   D:      <<f> wie GEHTS ihnen>.
             how are you doing
22   P:      es geht mir GUT- =
             i'm fine
23           = danke.
             = thanks
24   D:      <<stretched> okay,>
25           °h was macht der HAARausfall?
             how is the hair loss?
26           (-)
```

In contrast to previous extracts from the German HIV corpus, the doctor does not assess her "fine" response positively but utters the acknowledgement token "okay" in a stretched manner and with rising final intonation, thereby, treating her response as insufficient and projecting an uptake. In his following history-taking question (line 24), he displays knowledge about a former health-related condition by asking how her hair loss is. He, thereby, clarifies for the patient that he follows a medical agenda while topicalizing specific aspects of her wellbeing. In contrast to extract 11, in which the existence of any potential problems is inquired, the doctor in extract 12 actualizes the common ground about a known medical problem, which had been addressed in a previous encounter.

In extract 13 we see the second possibility of uptaking a patient's information of a positive wellbeing in the subsequent course of sequences, which only occurs in the German dataset. In response to the HAYQ (line 21), the patient assesses his wellbeing in a high-grade manner as outstandingly positive (line 22), which is followed by a positive assessment by the doctor (line 23).

**Extract 13: Quasi-informal talk after HAYQ sequence (German HIV corpus)**

```
20   D:   <<f> so:;>
          okay
21        <<f> wie !GEHTS! ihnen->
          how are you doing
22   P:   mir gehts herVORragend. (-)
          i'm doing fantastic (-)
23   D:   SEHR gut; =
          very good
24        = <<f> sie sind schÖn geBRÄUNT;>
          you are nicely tanned
25   P:   <<all> ja ich hab jetz (irgendwie_nur)
          Urlaub gemacht die letzten WOCHen,> =
          yes i have continuously been on holidays
          during the last weeks
26        = und eh (.) JA.
          and eh (.) yes
27   D:   <<f> SEHR gut.>
          very good
28        wo waren sie gewEsen wenn ich FRAgen
          [darf?]
          where have you been if i may ask
```

In contrast to the previous extract, the doctor does not uptake medical aspects of wellbeing in further history-taking questions but rather comments on the patient's tan. He, thereby, not only focuses on a visible mundane index of wellness (at least for Western contexts) but deploys an *information fishing device* (Pomerantz 1980) in order to mobilize an explanation. After confirming the doctor's observation, the patient, in fact, accounts for his outer appearance, by saying that he had been on holidays the previous weeks. He interrupts himself by closing his turn with "yes", which is followed by another positive assessment by the doctor (line 27). In his next initial turn, the doctor proceeds on the patient's account, by asking about the holiday location (line 28), afterwards, he engages in questioning about the patient's holiday (not shown).

The extract shows, as other encounters of the German HIV corpus similarly do, that patients' "fine" responses may entail activities that take up mundane aspects of the patient's positive wellbeing and that are not – at least not obviously – part of a medical agenda. In other cases, patients are also keen to initiate mundane talk after HAYQ sequences, e.g. by accounting for their positive wellbeing in terms of reporting on the latest positive experiences or career developments.[5]

In sum, aspects of the patient's wellbeing may be maintained following the HAYQ sequence both in German and Nigerian consultations, also in case patients give "fine" responses. The doctors in Nigerian consultations foster medical accounts of well-being, either by following up on a patient's "fine" response and treating it as accountable or by asking history-taking questions in order to rule out the existence of specific medical problems. In the latter case, doctors, thereby, treat patients "fine" responses as irrelevant for medical purposes. Doctors in German consultations might similarly engage in history-taking after "fine" responses are stated. They, however, might also initiate informal talk about wellbeing related topics and thereby, follow a mundane account of sequences with HAYQ. Since the latter usually occurs in non-institutional interactions, it seems as if HAYQs in German consultations has the potential to convey topic projections of mundane talk into the medical institution.

---

[5]  Groß (2018) describes the occurrence of *quasi-informal talk* as constitutive feature of German HIV consultation. Similarly, Hudak & Maynard (2011) described *topicalized small talk* for routine orthopedic consultations.

## 5 SUMMARY AND CONCLUSION

Giving the high prominence of HAYQs in the opening sequences of German and Nigerian HIV consultations we sought to know the interactional floor on which doctors and patients set foot on when they ask and respond to a HAYQ respectively. We also sought to know which aspects of wellbeing they emphasize. By analyzing HAYQs as embedded in preceding and subsequent sequences, we showed how both interlocutors shape and agree upon medical or mundane orientations to wellbeing step by step in the context of a medical consultation with chronically ill patients. We concluded that HAYQs might clearly entail medical activities, especially in cases in which patients suffer from physical trouble. On the other hand, HAYQs might not (obviously) project the medical agenda but rather suggest a mundane account. These action potentials can be suggested and commented on, they can stay shrouded or appear nuanced at the same time, or they may change in the temporal enfolding of the first sequences of the consultations.

Our analyses partly suggest differences in the topicalization of the patient's wellbeing through HAYQs between German and Nigerian consultations. Let us summarize and discuss our findings:

In German HIV consultations, HAYQs are consistently located after greeting sequences and preliminary talk. By using HAYQs, physicians predominantly orient to routine reasons for the visit and construct a *well visit* (Heritage & Clayman 2010). Variants of turn design entail patient responses, which are clearly focused on medical aspects of wellbeing, also in cases where patients assess it positively. In their responses, patients generally orient to the doctors' expectations of them feeling well: complaints are designed as dispreferred responses, using interactional strategies of foreshadowing their concerns and/or contrasting specific medical problems against the background of a good general wellbeing.

While positive assessments of the respondent's wellbeing are interactionally and medically preferred in German consultations, "fine" or "good" responses from Nigerian patients do not necessarily refer to a medically relevant state of wellbeing, since patients habitually report problems in proceeding sequences (see extracts 6 and 11). This relates to the finding that HAYQs in Nigerian HIV consultations are sometimes more or less clearly oriented to in the sense of a phatic communion as constituted in mundane interactional greeting sequences. This is obviously the case when HAYQs occur turn initially within a greeting turn; a mundane interpretation is further supported by the choice of the Yoruba language. Greeting exchanges with HAYQs comply with the norms of social interaction, where a second person's greeting is understood as a "return" (Heritage 1984), which transforms the context of an interactional exchange to what Heritage & Clayman (2010, 62) refer to as "recognizing the other person". Since "greetings are often intertwined with the identification/recognition process, because issuing a greeting can be a way of claiming to have recognized the other person" (ibid. 2010, 62), they establish "sociability rather than instrumental tasks" (ibid. 2010, 63). "Fine" responses might, thus, be treated by doctors as irrelevant for medical purposes. However, the analyses showed that Nigerian doctors emphasize the medical agenda. A deviant case showed that a patient's "fine" response might entail account solicitations by doctors in Nigerian consultations. Doctors thus sometimes seem to decline greetings in preference for an outright turn to "official business" (Drew & Sorjonen 1997, 93). They often engage in genuine medical activities after patients' (positive) evaluations while doctors in German HIV consultations might inquire mundane aspects of wellbeing in activities of *quasi-informal talk* (Groß 2018).

Altogether, the analyses show that patients' displays of "being fine" in response to a HAYQ underlie a moral order which either builds on (German) or conflicts with (Nigerian) mundane preference structures. In other words: Displaying a *positive* wellbeing might be held accountable in Nigerian encounters. In contrast, patients' strategies of handling a dispreferred response while reporting on a *negative* wellbeing, indicate that not being fine constitutes a delicate matter in the German encounters. In both cultural contexts, mundane interactional norms come through, while participants deal with HAYQs.

Topicalizing the patient's wellbeing in and after HAYQ sequences might reflect and disclose institutional ideologies regarding the clinical picture of HIV and its treatment. As we have seen, the concept of a *well visit* – an encounter with clinically healthy patients visiting the doctor for reasons of health control or prevention – is applied to HIV patients in the

German consultations who are expected to be in an asymptomatic health state. Thereby, the medical goals of the antiretroviral treatment are contextualized in the sense that doctors claim to have effective medication to make HIV-positive patients life as normal as possible (cf. Groß 2018). In contrast to German HIV consultations, the doctor-patient encounters in the Nigerian context are generally structured towards a problem purpose encounter, rather than a consultation for routine purposes. While doctors do not explicitly uptake patients' "fine" responses to HAYQs in every case, they maintain medically relevant aspects of the patient's well-being as a top priority in the medical agenda and orient to the likely presence of specific problems. In this regard, Boluwaduro (2018) shows that the ascribed problem is frequently related not only to the patients' well-being but even more to the patients' lack of adherence to the HIV treatment, as we could see in Extract 3. In the light of doctors suspecting patients not to commit to medical advice (Boluwaduro 2018), one might understand why the display of a positive well-being is either treated as "not enough" in terms of following the medical task or is being held accountable.

## REFERENCES

Auer, P. (2017): Anfang und Ende fokussierter Interaktion. Eine Einführung. In: InLiSt – Interaction and Linguistic Structures 59: In: http://www.inlist.uni-bay reuth.de/issues/59/index.htm.

Boluwaduro, E. (2018): (Non)Adherence in Doctor/Patient Interactions in Nigerian HIV Clinics. PhD Thesis. Universitat Bayreuth. https://epub.uni-bayreut h.de/3828/.

Couper-Kuhlen, E. (2014): What does grammar tell us about action? In: Pragmatics 24/3, 623–647.

Drew, P. (2013): Turn design. In Sidnell, J. & Stivers, T. (eds.): The Handbook of Conversation Analysis. Oxford: Wiley-Blackwell, 131–149.

Drew, P., & Sorjonen, M. L. (1997): Institutional dialogue. In: v. Dijk, T. (ed.): Discourse studies. A multidisciplinary introduction. Volume 2. London: Sage, 92–118.

Drew, P., Chatwin, J. & Collins, S. (2001): Conversation analysis: a method for research into interactions between patients and health-care professionals. In: Health Expectations 4, 58–70.

Fox, B., Thompson, S. A., Ford, C. E. & Couper-Kuhlen, E. (2013): Conversation analysis and linguistics. In Sidnell, J. & Stivers, T. (eds.): The Handbook of Conversation Analysis. Oxford: Wiley-Blackwell, 726–740.

Gafaranga, J. & Britten, N. (2003): "Fire away": the opening sequence in general practice consultations. In: Family Practice 20/3, 242–247.

Groß, A. (2018): Arzt/Patient-Gespräche in der HIV-Ambulanz. Facetten einer chronischen Gesprächsbeziehung. Göttingen: Verlag für Gesprächsforschung.

Hausendorf, H., Schmitt, R., Kesselheim, W. (2016): Interaktionsarchitektur, Sozialtopographie und Interaktionsraum. Studien zur deutschen Sprache 72. Tübingen: Narr/Francke/Attempto.

Heritage, J. (1984): Garfinkel and ethnomethodology. Cambridge: Polity Press.

Heritage, J. (2009): Negotiating the legitimacy of medical problems: A multiphase concern for patients and physicians. In: Brashers, D. & Goldsmith, D. (eds.): Communicating to Manage Health and Illness. New York: Routledge, 147–164.

Heritage, J. (2010): Questioning in medicine. In Freed, A. F. & Ehrlich, S. (eds.), 'Why do you ask?': The function of questions in institutional discourse. New York: Oxford University Press, 42–68.

Heritage, J. & Robinson, J. (2006): The structure of patients' presenting concerns: physicians' opening questions. In: Health Community 19/2, 89–102.

Heritage, J., & Clayman, S. (2010): Talk in Action: Interactions, Identities and Institutions. United Kingdom: Blackwell.

Heritage, J., & Stivers, T. (2013): Conversation Analysis in Sociology. In: Sidnell, J. & Stivers, T. (eds.): Handbook of Conversation Analysis. Boston: Wiley-Blackwell, 659–673.

Hudak, P. & Maynard, D. (2011): An interactional approach to conceptualising small talk in medical interactions. In: Sociologiy of Health and Illness 33/4, 634–653.

Levinson, S. C. (2013): Action formation and ascription. In Sidnell, J. & Stivers, T. (eds.): Talk at work: interaction in institutional settings. Cambridge: Cambridge University Press, 66–100.

Menz, F., Lalouschek, J. & Gstettner, A. (2008): Effiziente ärztliche Gesprächsführung. Wien: Lit.

Nowak, P. (2010): Eine Systematik der Arzt-Patient-Interaktion. Frankfurt/Main: Peter Lang.

Olaoye, S. S. (2017): Yoruba Greeting Culture: An Anthropo-Linguistic Review. In: Nile Journal of English Studies 3/4, 105–117.

Pomerantz, A. M. (1980): Telling my side: 'Limited access as a 'fishing device'. In: Sociological Inquiry 50, 86–198.

Robinson, J. D. (2001): Asymmetry in action. Sequential resources in the negotiation of a prescription request. In: Text 21/1&2, 19–54.

Robinson, J. D. (2003): An interactional structure of medical activities during acute visits and its implications for patients' participation. In: Health Communication 15, 27–59.

Robinson, J. (2006): Soliciting patients' presenting concerns. In: Heritage, J. & Maynard, D. (eds.): Practicing medicine. Structure and Process in Primary care encounters. Cambridge: Cambridge University Press, 22–47.

Robinson, J. D. (2013a): Epistemics, action formation, and other-initiation of repair: The case of partial questioning repeats. In: Sidnell, J., Hayashi, M. & Raymond, G. (eds.): Conversational repair and human understanding. Cambridge: Cambridge University Press, 261–292.

Robinson, J. D. (2013b): Overall Structural Organization. In: In Sidnell, J. & Stivers, T. (eds.): The Handbook of Conversation Analysis. Oxford: Wiley-Blackwell, 257–280.

Sacks, H. (1975): Everyone has to lie. In: Blount, B. & Sanches, M. (eds.): Sociocultural dimensions of language use. New York: Academic Press, 57–80.

Schegloff, E. (1986): The routine as achievement. In: Human studies 9, 111–151.

Selting, M., Auer, P., Barth-Weingarten, D., Bergmann, J., Bergmann, P. et al. (2009): Gesprächsanalytisches Transkriptionssystem 2 (GAT2). In: Gesprächsforschung – Online-Zeitschrift zur verbalen Interaktion 10, 353–402.

Sidnell, J. (2010): Conversation analysis. United Kingdom: Wiley-Blackwell.

Sidnell, J. & Stivers, T. (eds.) (2013): Handbook of Conversation Analysis. Boston: Wiley-Blackwell.

Webb, H., vom Lehn, D., Heath, C., Gibson, W. & Evans, B. (2013): The Problem with "Problems": The Case of Openings in Optometry Consultations. In: Research on Language and Social Interaction 46/1, 65–83.

# DAS NEUE AIDS? DIE DISKURSIVIERUNG VON HIV UND AIDS IM SPIEGEL VON 1996–2013

Nina JANN

## 1 ZUR RELEVANZ EINER AKTUELLEN DISKURSANALYTISCHEN PERSPEKTIVE AUF HIV

In der Literatur gilt es als hinlänglich bewiesen, dass eine körperliche Erkrankung die von ihr betroffenen Menschen vor große Herausforderungen stellt. Über die Bewältigung von physischen Symptomen und Beschwerden hinausgehend können Beziehungsdynamiken und Rollenanforderungen maßgeblich beeinflusst sowie Identitätskonzepte und Lebensentwürfe brüchig oder gar obsolet werden (cf. Remien & Mellins 2007, 55; Lanzerath 2006, 27). Entsprechende Erfahrungen sind Teil der Lebensrealität von körperlich erkrankten Menschen. Ihren Ursprung haben sie nicht ausschließlich in deren individuellen psychischen Strukturen; vielmehr wirken sich die Diskurse, die eine Erkrankung begleiten, maßgeblich auf den persönlichen Umgang mit dieser aus. Besonders deutlich wird dies am Beispiel von HIV und AIDS; die Erkrankung ist nach wie vor kein „rein medizinisches Thema" (Corsten 2008, 485), sondern eng mit „altbekannten Fragen zu Schuld und Unschuld sowie Mechanismen der Verurteilung von Lebensstilen" (ibid.) verbunden.

Um das Erleben und die Erfahrungen von Menschen mit HIV und AIDS angemessen zu erfassen, ist es unerlässlich, die gängigen Deutungsmuster der öffentlichen Diskurse über die Erkrankung zu analysieren.

Nimmt man aktuellere sozialwissenschaftliche Veröffentlichungen zum Thema HIV und AIDS in den Blick, so zeigt sich, dass vielfach das ‚alte' vom ‚neuen' AIDS unterschieden wird. Subsummiert werden unter diesen Schlagworten wesentliche Veränderungen, die sich für Betroffene in den

‚Industrienationen'[1] durch die Einführung der Kombinationstherapie im
Jahr 1996 ergaben. Die HIV-Infektion wurde effektiv behandelbar und gilt
seitdem als chronische und nicht mehr zwangsläufig tödliche Erkrankung
(cf. Engelmann 2012, 247; Corsten 2008, 489). Durch neue gesellschaftliche, individuelle und professionelle Umgangsformen mit der Erkrankung
hat AIDS zudem eine Normalisierung erfahren und ist gesellschaftlich integriert worden (cf. Wright 2000, 281).

Bislang ist unklar, welche Wechselwirkungen sich zwischen den Pro-
zessen einer solchen Normalisierung, den medizinischen Entwicklungen
und der Art und Weise der Diskursivierung der HIV-Infektion ergeben haben. Zu klären ist, ob mit der gestiegenen Behandelbarkeit der Erkrankung
auch eine deutliche Veränderung der gesellschaftlichen Bewertungsmaßstäbe und gängigen Deutungsmuster einherging. Eine Möglichkeit, das ‚Sprechen über' die Erkrankung und die daran deutlich werdenden Bedeutungsgehalte der HIV-Infektion zu erfassen, stellt die Analyse der medialen Diskurse um HIV und AIDS dar.

Im vorliegenden Beitrag werden die zentralen Ergebnisse einer Analyse der seit 1996 im SPIEGEL erschienenen Beiträge zum Thema HIV
und AIDS vorgestellt. Berücksichtigung finden insbesondere die Fragen,
was unter dem Schlagwort ‚neues AIDS' verstanden werden kann und welche Deutungsmuster der Erkrankung an der aktuellen medialen Verhandlung deutlich werden. In Kapitel 2 werden zentrale Aspekte der öffentlichen Auseinandersetzungen um HIV und AIDS vor 1996 dargestellt, um
die aktuelle Diskursivierung vor dem Hintergrund der damaligen Verhandlungen angemessen zu kontextualisieren. Das sich anschließende Kapitel 3
skizziert das methodische Vorgehen der durchgeführten Diskursanalyse. In

---

[1] Der Gebrauch der Begrifflichkeiten ‚Industrienation' und ‚Dritte Welt' wird vielfach
kritisiert. Angemerkt wird, dass er ein hierarchisches Verhältnis einzelner Staaten un-
tereinander zum Ausdruck bringe und insbesondere Staaten, die als der so genannten
‚Dritten Welt' zugehörig definiert werden, homogenisiert würden. Ich teile die Kritik
und halte den unreflektierten Gebrauch der Begriffe für bedenklich. Im folgenden Text
beziehe ich mich dennoch auf sie, da sie fester Bestandteil der Auseinandersetzungen
um die HIV-Infektion im SPIEGEL sind. Um das Spannungsfeld zu verdeutlichen, in
dem die Begriffe zueinander stehen, und mich bewusst von der Annahme einer Höher-
bzw. Minderwertigkeit bestimmter Weltteile zu distanzieren, setze ich die Begriffe im
vorliegenden Beitrag in einfache Anführungszeichen.

Kapitel 4 werden die zentralen Ergebnisse der Untersuchung dargelegt. Vor dem Hintergrund der Analyseergebnisse wird in Kapitel 5 die Frage diskutiert, inwiefern die Verwendung des Begriffs ‚neues AIDS' gerechtfertigt ist.

## 2 Charakteristische Merkmale der Debatten vor 1996

Die öffentliche Wahrnehmung der HIV-Infektion wurde bereits frühzeitig maßgeblich durch Berichte, Reportagen und Meldungen in Zeitungen, Zeitschriften oder Fernsehsendungen geprägt. Dies wird deutlich, wenn man die Berichterstattung zu HIV von Beginn der 1980er Jahre bis 1996 in den Blick nimmt. Der Großteil der Medienbeiträge trägt wesentlich zu einer Dämonisierung, Stereotypisierung sowie Homogenisierung der mit dem HI-Virus infizierten Menschen bei. Das Auftreten von irrationalen Ängsten in der Bevölkerung wird stark begünstigt, wenn nicht gar provoziert. Bundesdeutsche Medien sorgen nicht für eine Deeskalation der aufkeimenden politischen Stimmungsmache gegen schwule Männer, intravenös Drogengebrauchende und Prostituierte, sondern befeuern diese vielmehr weiter und sorgen für eine spezifische „Inszenierung" der Erkrankung (Hübner 1987, 218; Rühmann 1985, 67).

In der Gesamtschau zeigt sich, dass die mediale Auseinandersetzung mit HIV von Beginn an von Debatten um eine ‚angemessene' Lebensweise begleitet wird. Angesichts der sexuellen Übertragbarkeit der Erkrankung stehen moralische Bewertungsmaßstäbe über ein angemessenes Ausleben von Sexualität deutlich im Fokus. Die Ursachen für das bis dato unbekannte Krankheitsbild werden in einem lasterhaften Lebensstil vermutet, da zunächst kein medizinischer Auslöser für die Infektion identifiziert werden kann (cf. Bleibtreu-Ehrenberg 1987, 63; Tümmers 2012, 233).

Als besonders dominantes Moment erweist sich die Deutung, dass die HIV-Infektion in unmittelbarem Zusammenhang mit einer homosexuellen Lebensweise steht. Denn obwohl beispielsweise in den USA nicht nur homosexuelle Männer Symptome der Infektion zeigen (cf. Huth & Roccioletti 2001, 257), werden diese als Hauptbetroffenengruppe ausgewiesen. Schwule Männer geraten als ‚Hauptverbreiter' (cf. Bleibtreu-Ehrenberg 1987, 64) des HI-Virus ins Visier. Die Betonung homosexueller Männer als besonders von der HIV-Infektion betroffener Gruppe bei gleichzeitiger Ausblendung der Tatsache, dass auch heterosexuelle Menschen sich mit HIV infizieren, hat zur Folge, dass sich der Symptomkomplex zunächst unter Begrifflichkeiten wie ‚Schwulenkrebs', ‚Schwulen-Lungenentzündung', ‚Schwulenpest' oder ‚GRID' (Gayrelated Immune Deficiency) etabliert (cf. Riesling-Schärfe 1998, 53; Eitz 2003, 85; Marcus 2000, 9; Bock et al. 1992, 2). Erst als es Wissenschaftler/innen im Jahr 1982 erstmals gelingt, das Virus zu isolieren (cf. Venrath 1994, 9), erhält der Symptomkomplex von der US-amerikanischen Gesundheitsbehörde CDC die Bezeichnung ‚AIDS' (Acquired Immunodeficiency Syndrome) (cf. Eitz 2003, 85; Hartl 2003, 74; Marcus 2000, 9).

Ein weiteres Kennzeichen der medialen Auseinandersetzung mit der HIV-Infektion ist es, ihr Gefahrenpotenzial herauszustellen, unter anderem dadurch, dass sie als „neue Seuche" (Halter 1985, 32) bezeichnet wird. Die Immunschwächekrankheit wird so in einen engen Zusammenhang mit hochgradig ansteckenden Infektionskrankheiten wie Pest, Cholera und Pocken gebracht. Die hergestellte Analogie mit Erkrankungen, welche die Weltbevölkerung in der Vergangenheit massiv bedrohten, unterstreicht die der HIV-Infektion unterstellte Gefährlichkeit und suggeriert, dass diese in der Lage ist, die Welt zu ‚entvölkern' (cf. Schappach 2012, 9). Wie auch die Verwendung von Begriffen wie „Schwulenpest" (Stürmer & Salewski 2009, 270) bringt sie Anforderungen an einen angemessenen Umgang mit HIV-positiven Menschen zum Ausdruck. Indem die Infektion als gefährliche, hochinfektiöse und tödliche Erkrankung ausgewiesen wird, wird es gleichzeitig als legitim, wenn nicht gar notwendig erachtet, mit dem HI-Virus infizierte Menschen zu meiden, auszugrenzen und zu isolieren (vgl. Stürmer & Salewski 2009, 270).

Der Verweis auf Seuchen wie die Pest suggeriert des Weiteren, dass Menschen mit HIV selbst verantwortlich für ihre Ansteckung mit der Infektionskrankheit sind, denn die Pest gilt im Mittelalter als Strafe Gottes für eine sündige Lebensweise: „Die Referenz auf dieses religiöse Bild impliziert, dass die von HIV betroffenen homosexuellen Männer durch die Erkrankung eine gerechte Strafe für ihren unmoralischen Lebenswandel erfahren" (Stürmer & Salewski 2009, 270; cf. Wright 2000, 274). Insbesondere die sexuelle Übertragbarkeit des Virus eignet sich dazu, Menschen mit HIV als selbstverantwortlich für ihre Ansteckung auszuweisen. Eine Infektion wird „von den meisten als Suppe betrachtet, die man sich selber einbrockt" (Sontag 1989, 28).

Als weiteres zentrales Moment in der medialen Darstellung der HIV-Infektion erweist sich deren Deutung als Erkrankung der ‚Anderen' (cf. Lindner 2014, 130). Bereits im Zusammenhang mit anderen seuchenartigen Erkrankungen in der Geschichte zeigt sich, dass die gesellschaftlichen Reaktionen auf die Ausbreitung von Infektionskrankheiten von einer „kollektiven Verleugnungsdynamik" (Wright & Rosenbrock 2012, 197) gekennzeichnet sind und „die Gefahr der Verbreitung nur bei bestimmten (benachteiligten) Anteilen der Bevölkerung auszumachen" (Wright 2000, 272) ist. Als gefährdete Menschen werden vor allem diejenigen angesehen, die als Angehörige einer marginalisierten Gruppe gelten und sich durch eine ‚ungesunde' und/oder ‚unmoralische' Lebensweise auszeichnen. Auch das in Deutschland im Rahmen öffentlicher Präventionsbemühungen verbreitete Motto ‚AIDS geht alle an' kann wenig an der allgemeinen Tendenz ändern, das Infektionsrisiko bei bestimmten Risikogruppen auszumachen, die „in der kollektiven Phantasie [...] von den Normen eines gesunden Lebens abweichen" (Wright 2000, 272; cf. Venrath 1994, 127). Die Annahme, die verantwortlichen Erreger einer Erkrankung entstammen einem als ‚verachtenswert' anzusehenden Milieu sowie dessen Mitgliedern, denkt diese Logik konsequent weiter und weist die Schuld an der Verbreitung bestimmter Erkrankungen klar benennbaren Bevölkerungsgruppen zu (cf. Wright 2000, 273).

Nicht zuletzt wird die HIV-Infektion frühzeitig als Erkrankung interpretiert, die hauptsächlich Menschen aus Ländern der so genannten ‚Dritten Welt' betrifft (cf. Riesling-Schärfe 1998, 118). Bereits 1985 wird auf Expert/innen Bezug genommen, die prognostizieren, dass das Virus diese Länder stärker treffen werde als die der westlichen ‚Industrienationen': „Ihre neue Pest heißt AIDS" (Halter 1985, 17). Rühmann (1985, 63) unterstellt den frühen Debatten um HIV einen rassistischen Charakter.

## 3 DATENKORPUS UND METHODISCHES VORGEHEN

Um das ‚Sprechen über' die HIV-Infektion zu erfassen, wurden alle im
Zeitraum von 1996 bis 2013 im SPIEGEL erschienenen Beiträge diskur-
sanalytisch untersucht, die sich explizit mit der Erkrankung beschäftigten.
Das Ziel der Untersuchung bestand primär darin, die für die Verhandlung
von HIV und AIDS relevanten Themen zu identifizieren. Darüber hinaus
fand die Frage Berücksichtigung, welche Anforderungen an Menschen mit
HIV hinsichtlich des Umgangs mit der Infektion formuliert werden. Unter
Berücksichtigung des der Arbeit zugrunde liegenden Erkenntnisinteresses
bildete die Wissenssoziologische Diskursanalyse den methodischen Rahmen für das konkrete empirische Vorgehen zur Bearbeitung der Fragestellung (cf. Keller 2011). Diese sieht nicht die Anwendung vorab festgelegter
empirischer Schritte vor, sondern bedient sich je nach Forschungsfrage oder
der angestrebten Tiefenschärfe der Analyse unterschiedlicher Ansätze der
qualitativen Sozialforschung. Um das vorliegende Datenmaterial zu analysieren, wurde ein Vorgehen entwickelt, das sich an der Grounded Theory
orientiert und auf die Forschungspraxis des Kodierens und der Erstellung
von Memos zurückgreift. Das Datenkorpus umfasst 133 kurze Meldungen
und (zum Teil mehrseitige) Reportagen, die in der Printausgabe des SPIE-
GEL veröffentlicht wurden.

Der SPIEGEL kann aus zweierlei Gründen als relevantes Medium hinsichtlich der Diskursivierung der HIV-Infektion im bundesdeutschen Raum
gelten: Zum einen wird die mediale Verhandlung von HIV und AIDS in
Deutschland im Mai 1982 durch den SPIEGEL eröffnet (cf. Tümmers 2014,
162) und in besonderer „Dichte und Kontinuität" (Wießner 2003, 19) fort-
gesetzt. Es gelingt dem Magazin, „die Meinungsführerschaft bei diesem
Thema zu erlangen und bis zum heutigen Tage zu verteidigen" (Frings
2000, 240). Der SPIEGEL hat sowohl durch die Anzahl der veröffentlichten Beiträge als auch durch die Art und Weise der Berichterstattung
den Diskurs um HIV und AIDS entscheidend geprägt (cf. Wießner 2003,
19). Zum anderen gilt das Publikationsorgan als wichtigstes Leitmedium
in der deutschen Medienlandschaft und nimmt damit eine führende Rolle
in der nationalen Berichterstattung ein. Die wöchentlich erscheinende Publikation ist mit 843.000 Ausgaben allein im 4. Quartal des Jahres 2014

das auflagenstärkste Nachrichtenmagazin Deutschlands (cf. statista 2015) und gehört seit 2012 zu den am meisten in Printmedien und TV- und Hörfunksendungen zitierten Medien (cf. statista 2013). Im Jahr 1995 und damit im Untersuchungszeitraum lag die verkaufte Auflage sogar bei knapp über 1.000.000 Exemplaren (cf. statista 2017).

Ausschlaggebend für die Festlegung des Untersuchungszeitraums (1996 bis 2013) war die Einführung der hochaktiven antiretroviralen Therapie (kurz: HAART) im Jahr 1996. Durch die Entwicklung der antiviralen Wirkstoffe wurde die HIV-Infektion behandelbar und entwickelte sich zu einer chronischen Erkrankung, die heute bei Einhaltung eines strengen Behandlungsregimes in den ‚Industrienationen' eine annähernd normale Lebenserwartung verspricht. Die Verfügbarkeit wirksamer Therapiemöglichkeiten stellt einen wissenschaftlichen Durchbruch und einen radikalen Einschnitt im (bio-) medizinischen Umgang mit HIV dar. Die pharmakologischen Neuerungen führten einen so tiefgreifenden Wandel herbei, dass sie zur Verwendung der Begriffe ‚altes' und ‚neues' AIDS geführt haben. Um zu untersuchen, ob mit den medizinischen Veränderungen auch Veränderungen in der öffentlichen Auseinandersetzung mit HIV und AIDS einhergehen, wurden Beiträge aus diesem Zeitraum untersucht.

## 4 ERGEBNISSE DER DISKURSANALYSE

Im Folgenden werden einige zentrale Ergebnisse der Analyse vorgestellt und im Zuge dessen beleuchtet, welche Deutungsmuster der Erkrankung im Rahmen der Diskursivierung von HIV und AIDS zum Ausdruck kommen. Die folgenden Abschnitte umfassen die Darstellung von Analysekategorien, die anhand des Untersuchungsmaterials rekonstruiert wurden.

### 4.1 HIV/AIDS ALS BEHANDELBARE ERKRANKUNG

Einen besonderen Stellenwert im Diskurs um HIV und AIDS nimmt die Frage ein, ob es sich bei der Infektion um eine ‚normale' Erkrankung handelt oder um ein medizinisches und soziales Phänomen, das der besonderen Aufmerksamkeit bedarf. In der Gesamtschau auf das Datenmaterial zeigt sich, dass die Darstellung von HIV als ‚normale' Erkrankung in vier Phasen verläuft. Die Zeitabschnitte 1996–1998, 1999–2004, 2005–2008 und 2009–2013 sind durch die Verhandlung unterschiedlicher krankheitsspezifischer

Fragen charakterisiert und vermitteln eine jeweils eigene Grundstimmung in den Debatten um HIV und AIDS.

Die Darstellung von HIV als behandelbare, chronische und kontrollierbare Erkrankung weist in allen vier Phasen widersprüchliche und widerstreitende Momente auf. Wird von 1996–1998 einerseits auf die beachtlichen medizinischen Erfolge hinsichtlich der Behandlung verwiesen, die der HIV-Infektion ein „neues Gesicht" (28/1996, 158) verleihen, so wird in dieser ersten Diskursphase andererseits auf die erheblichen Nebenwirkungen der Medikamente (cf. 46/1998, 235) und die nach wie vor steigenden Infektionszahlen (cf. 9/1996, 223; 15/1996, 116) Bezug genommen. In der zweiten Diskursphase von 1999–2004 wird festgestellt, dass HIV in den ‚Industrienationen' weitestgehend unter Kontrolle gebracht ist (cf. 28/2000, 166; 15/2000, 248; 21/2001, 218); hiermit kontrastierend wird allerdings auf die dramatisch steigenden Infektionszahlen in Ländern der ‚Dritten Welt' hingewiesen (cf. 5/1999, 167), die angesichts von Ferntourismus und befürchteten Flüchtlingsströmen auch die Menschen in ‚Industrienationen' bedrohen können (cf. 28/2000, 167). In der Zeit von 2005–2008 wird zwar zum einen darauf aufmerksam gemacht, dass insbesondere unter jungen homosexuellen Männern das Risikobewusstsein wieder gesunken ist (cf. 28/2004, 44), zum anderen aber dennoch konstatiert, dass sich das Ansteckungsrisiko in den ‚Industrienationen' weitestgehend auf bestimmte, so genannte ‚Betroffenengruppen' beschränkt (cf. 25/2008, 148). Demgegenüber stiegen die Infektionszahlen in Ländern der ‚Dritten Welt' weiterhin dramatisch (cf. 25/2008, 148) und Wissenschaftler/innen sind ernüchtert, weil es bislang nicht gelang, einen wirksamen Impfstoff zu entwickeln oder die HIV-Infektion zu heilen (cf. 28/2004, 45). Von 2009–2013 schließlich wird das bedrohliche Bild der HIV-Infektion der 1980er Jahre einerseits wiederbelebt und überholte Bilder der Erkrankung als tödlich sowie unbehandelbar werden re-aktualisiert (cf. 32/2009, 53). Demgegenüber wird in diesem Zeitraum aber auch optimistisch von Patientenfällen berichtet, die funktionell geheilt[2] werden konnten (cf. 29/2013, 116; 36/2013, 114).

---

[2]   Von einer funktionellen Heilung ist die Rede, wenn Menschen mit HIV nach Absetzen der antiretroviralen Therapie praktisch virusfrei sind, obwohl das Virus nicht vollständig aus dem Körper der Patient/innen verschwunden ist.

Insgesamt zeigt sich in allen Phasen der Berichterstattung, dass zwar einerseits konstatiert wird, dass die HIV-Infektion in Europa und Nordamerika mittlerweile Normalitätsstatus erreicht hat, weil die Funktionsweise des HI-Virus weitestgehend als geklärt gilt und Menschen mit HIV wirksam behandelt werden können. Andererseits wird jedoch der Eindruck aufrechterhalten, dass es sich um ein medizinisches und soziales Phänomen handelt, das besonderer Aufmerksamkeit bedarf. Die medizinische Entwicklung und die gesellschaftlichen Bewertungsmaßstäbe der HIV-Infektion entsprechen sich damit nur in geringem Maße und scheinen nur begrenzt miteinander verwoben. Trotz der medizinischen Fortschritte in der Behandlung von Menschen mit HIV bleiben bestimmte Deutungsmuster der Erkrankung stabil, was dazu veranlasst, die HIV-Infektion nach wie vor als besondere Erkrankung zu begreifen.

## 4.2 HIV/AIDS ALS ERKRANKUNG BESTIMMTER BETROFFENENGRUPPEN

Bezüglich der medizinischen, sozialen und (sicherheits-) politischen Dimensionen benennt der SPIEGEL über den gesamten Untersuchungszeitraum von 1996 bis 2013 differente Betroffenengruppen. Die Gruppen werden geographisch unterschiedlich verortet und in ihrer spezifischen Relevanz für bestimmte Weltregionen herausgestellt. So finden im Kontext der ‚Industrienationen' hauptsächlich homosexuelle Männer, männliche Bluter, Pornodarsteller/innen, intravenös drogengebrauchende Menschen und männliche Prostituierte aus Osteuropa Beachtung. Nur am Rande werden heterosexuelle Männer und Frauen sowie betroffene Kinder erwähnt. Demgegenüber konzentrieren sich die Verhandlungen über Länder der ‚Dritten Welt' auf heterosexuelle Männer und Frauen, weibliche Prostituierte sowie Kinder, die selbst mit dem HI-Virus infiziert und/oder deren Eltern an AIDS gestorben sind.

Es zeigt sich, dass die genannten Betroffenengruppen durch bestimmte Merkmale konstruiert werden. Einzelne Merkmale – wie das Geschlecht oder die sexuelle Orientierung – werden als entscheidend für die Zuordnung zu einer Betroffenengruppe herausgestellt. Menschen werden damit zu Träger/innen bestimmter Merkmale, wohingegen andere Merkmale systematisch ausgeblendet werden. Durch die Konstruktion unterschiedlicher

Betroffenengruppen sowie der quantitativ unterschiedlichen Bezugnahme auf diese wird eine spezifische Realität der Erkrankung erzeugt. Bestimmte Gruppen werden als besonders anfällig für eine HIV-Infektion markiert. Mehr noch: Das HI-Virus wird als spezifisches Merkmal einzelner Betroffenengruppen dargestellt. Die Gruppen zeichnen sich durch eine bestimmte, von der Norm abweichende Lebensweise aus und lassen sich somit als der Normgesellschaft nicht zugehörig klassifizieren. Die Infektion lässt sich ausgehend von dieser Deutung als Erkrankung der ‚Anderen' begreifen. AIDS erscheint im untersuchten Material als Krankheit promiskuitiver homosexueller Männer (in ‚Industrienationen') und promiskuitiv lebender heterosexueller Männer in Ländern der ‚Dritten Welt', die nach außerehelichen Sexualkontakten ihre festen Partner/innen infizieren.

In den Beiträgen ist klar erkennbar, dass sich das Erleben der HIV-Infektion, die mit der Erkrankung verbundenen Erfahrungen sowie die medizinischen Auswirkungen einer Ansteckung mit dem Virus aus der Zugehörigkeit zu einer einzelnen Gruppe ergeben und sich je nach Betroffenengruppe unterscheiden. Besonders deutlich wird dies an der Gegenüberstellung der Erfahrungen heterosexueller und homosexueller HIV-positiver Menschen in ‚Industrienationen'. Die Beiträge zeigen, dass sich die mit der Infektion verbundenen sozialen Auswirkungen beider Betroffenengruppen deutlich unterscheiden: Innerhalb der „Schwulengemeinde" (2/1997, 130) ist die Einstellung gegenüber HIV „ganz anders" (2/1997, 130) als unter heterosexuellen Männern und Frauen. In der Schwulenszene hat HIV einen Normalitätsstatus erreicht. Aus der Konfrontation mit HIV haben sich positive Konsequenzen ergeben, die unter homosexuellen Männern eine große Solidarität (cf. 2/1997, 118) und ein „Gefühl der Gemeinsamkeit" (2/1997, 124) erzeugt hat. Dies wiederum ermöglicht vielen HIV-positiven homosexuellen Männern einen offenen Umgang mit ihrer Erkrankung. Die Situation heterosexueller Menschen mit HIV ist demgegenüber erheblich von Einsamkeit, Isolation und fehlender sozialer Unterstützung geprägt (cf. 36/1996, 156). Eine Ansteckung mit dem Virus wird folglich nicht als kollektive Erfahrung ausgewiesen, sondern in ihren medizinischen und psychosozialen Auswirkungen immer in Bezug zu unterschiedlichen Betroffenengruppen diskutiert.

## 4.3 HIV/AIDS ALS ERKRANKUNG DER ‚DRITTEN WELT'

Die HIV-Infektion wird häufig als Erkrankung der ‚Dritten Welt' ausgewiesen und als typisches Merkmal der Menschen in Afrika, Indien, Asien und Osteuropa dargestellt. So seien die Infektions- und Sterberaten in diesen Regionen besonders hoch und die Pandemie entwickelt sich dramatischer als in ‚Industrienationen' (cf. 51/2004, 126).

Die HIV-Infektion wird im SPIEGEL oftmals als ‚schwarze' Erkrankung markiert (cf. 35/2007, 109), wohingegen das „Gesicht des Kampfes" (35/2007, 109) ‚weiß' ist. So wird in einigen Artikeln der entscheidende Beitrag der ‚Industrienationen' „im weltweiten Kampf gegen die Immunschwäche" (23/2007, 166) betont. Die Beiträge verweisen darauf, dass 93 Prozent aller Infizierten in Entwicklungsländern leben, demgegenüber jedoch 94 Prozent aller Mittel für Aufklärung, Behandlung und Verhütung von den ‚Industrienationen' aufgebracht werden (cf. 28/1996, 161).

Dessen ungeachtet werden in einigen Beiträgen die „reichen Regierungen der Welt" (41/2004, 127) sowie „rücksichtslos profitgierige" (41/2004, 127) Pharmaunternehmen kritisiert, weil ihr jeweiliges Engagement für HIV-positive Menschen in den Ländern der ‚Dritten Welt' als ungenügend empfunden wird. Die in diesen Äußerungen zum Ausdruck kommende Kritik am Vorgehen der ‚Industrienationen' wird dann jedoch wieder unter Verweis auf die politische Unfähigkeit von Regierungsvertreter/innen der ‚Dritten Welt', auf die HIV-Pandemie angemessen zu reagieren und langfristig mit ihr umzugehen, entkräftet und relativiert. Den politisch Verantwortlichen wird unterstellt, es fehle ihnen an „Einsicht und politische[m] Wille[n]" (26/2001, 218), um die Pandemie unter Kontrolle zu bringen.

Weiterhin lassen sich sowohl unter Politiker/innen als auch in der Bevölkerung irrationale, als geradezu lächerlich ausgewiesene Erklärungsmuster und „Irrglauben" (51/2004, 126) in Bezug auf die HIV-Infektion beobachten. Vielfach wird auf scheinbar abwegige, gleichsam naive, aber auch Verantwortungslosigkeit zum Ausdruck bringende Glaubenssätze (süd-) afrikanischer Politiker/innen Bezug genommen, die in einem Spannungsverhältnis zu den empirischen, durch rationale Vorgehensweise und Weitsicht gewonnenen Forschungsergebnissen ‚westlicher' Forschungsinstitute stehen. Die Bezugnahme auf die als irrational ausgewiesenen Annahmen erfolgt zum Teil in ironisierender Weise. Eine derartige Darstellung unterstellt Ländern der ‚Dritten Welt' wenngleich implizit Rückständigkeit und mangelnden Intellekt. Diesen Eindruck unterstreicht vielfach das illustrierende Bildmaterial, das (zum Teil unbekleidete) Menschen in Afrika bei der Ausübung von Stammesritualen zeigt (cf. 21/2001, 172).

Entsprechende Darstellungen beziehen sich zwar explizit auf HIV, bei genauerer Betrachtung zeigt sich jedoch, dass das Virus lediglich als diskursiver Platzhalter fungiert und implizit dazu dient, die weltpolitischen Kräfteverhältnisse auszuloten. Diese sind durch die Abhängigkeit der Menschen in Ländern der ‚Dritten Welt' von den Bemühungen und finanziellen Mitteln der ‚Ersten Welt' gekennzeichnet. Derartige Verweise suggerieren die Annahme einer Höherwertigkeit der ‚Industrienationen' und einer Minderwertigkeit der ‚Dritten Welt'.

## 4.4 HIV/AIDS ALS GESCHLECHTSKRANKHEIT

Die HIV-Infektion wird diskursiv immer wieder als sexuell übertragbare Erkrankung ausgewiesen. Damit gehen spezifische Deutungen sowohl der Erkrankung als auch der von ihr betroffenen Menschen einher.

Dass es sich bei HIV um eine sexuell übertragbare Erkrankung handelt, ist einer der „Stolpersteine" (Sonderheft 1997, 333) der Erkrankung. An dieser Formulierung deutet sich bereits an, dass die sexuelle Übertragbarkeit maßgeblich die Bedeutungsgehalte und Bewertungsmaßstäbe der Erkrankung prägt sowie den individuellen und gesellschaftlichen Umgang mit dieser bestimmt. Das Attribut ‚Sex' macht die HIV-Infektion vielmehr besonders attraktiv für den Diskurs, weshalb es so deutlich herausgestellt wird.

Eine Ansteckung wird häufig mit Selbstbezogenheit und Lasterhaftigkeit sowie abweichenden sexuellen Verhaltensweisen in Zusammenhang gebracht. Die Sexualität bestimmter, mit diesen Verhaltensweisen assoziierter und als Betroffenengruppe benannter Bevölkerungsanteile wird mit Blick auf die genannten Aspekte zum potentiellen Risiko und zur mutmaßlichen Gefährdung anderer.

Promiskuität wird immer wieder als zentrales Merkmal einer homosexuellen Lebensweise ausgewiesen. Dies zeigt sich beispielsweise an der Feststellung, dass die HIV-Pandemie den „freizügig-promiskuitiven Lebensstil" (Sonderheft 1997, 335) und damit die ‚normale' und ‚gängige' Lebensweise ‚der Schwulen' in Frage gestellt hat. Weitaus größeren Raum in der Berichterstattung nimmt jedoch die auf den afrikanischen Kontinent bezogene Thematisierung von Geschlechtsverkehr als zentralem Übertragungsweg des Virus ein (cf. 23/2002, 146). Als Ursache für die HIV-Infektion wird zum einen benannt, dass sich die Menschen in Hochprävalenzregionen „keinen sicheren Sex mit Präservativen leisten können" (42/2002, 193). Zum anderen wird auf sexuelle Gewohnheiten verwiesen, die als besonders typisch für Menschen in Ländern der ‚Dritten Welt' definiert werden (3/1997, 145). Das Ansteckungsrisiko wird in einen direkten Zusammenhang mit einer polygamen Lebensweise gestellt. Vielfach wird auf Wanderarbeiter verwiesen, welche die Dienste von Prostituierten in Anspruch nehmen und sich im Rahmen dieser Kontakte mit dem Virus infizieren (cf. 25/2008, 149). Daneben wird häufig davon berichtet, dass das Pflegen mehrerer sexueller Kontakte gleichzeitig (cf. 25/2008, 149) in bestimmten Weltteilen gängig sei. Spezifische sexuelle Gewohnheiten wie Promiskuität sowie die Ausübung als abweichend definierter Sexualpraktiken werden als übliche Lebensweise von Menschen in Hochprävalenzregionen ausgewiesen und auf diese Weise kulturalisiert.

## 4.5 HIV/AIDS ALS SELBSTVERSCHULDETE ERKRANKUNG

Ein weiteres, besonders prominent verhandeltes Moment im Diskurs um HIV und AIDS ist die Frage nach der selbst- oder fremdverschuldeten Ansteckung mit dem Virus. Diese wird mit Rekurs auf die unterschiedlichen von der HIV-Infektion betroffenen Gruppen und die diesen als ‚typisch' zugewiesenen Übertragungswege beantwortet. Bei der Konstruktion unterschiedlicher Betroffenengruppen wird also auf ein Deutungsmuster der Infektion rekurriert, das HIV in einem engen Zusammenhang mit der Eigenverantwortlichkeit der betroffenen Subjekte begreift und impliziert, dass bestimmte Gruppen selbst schuld an ihrer Ansteckung mit dem HI-Virus seien.

Die Frage, ob Menschen mit HIV ihre Infektion mit dem Virus durch abweichendes und verantwortungsloses Verhalten selbst verschuldet haben oder als ‚unschuldige Opfer' zu betrachten sind, wird demnach nicht allgemein und generell beantwortet, sondern ausgehend von der Zugehörigkeit zu einer bestimmten Betroffenengruppe begründet. Besonders hervorzuheben sind diesbezüglich Verweise auf homosexuelle und hämophile Männer sowie Menschen in Hochprävalenzregionen der ‚Dritten Welt'.

In den Darstellungen werden insbesondere homosexuelle Männer und Bluter gegeneinander in Stellung gebracht. Während davon berichtet wird, dass homosexuelle Männer sich vornehmlich im Rahmen der Ausübung riskanter Sexualpraktiken mit zahlreichen unterschiedlichen Sexualpartnern infizieren, stecken Bluter sich vorwiegend durch die Verabreichung von HIV-infizierten Blutplasmaprodukten an. Hierbei werden Übertragungswege einander gegenüber gestellt, die völlig unterschiedliche Charakteristika aufweisen. Während die sexuelle Übertragbarkeit mit Verantwortungslosigkeit, Selbstbezogenheit, Zügellosigkeit, Promiskuität und Genusssucht in Verbindung gebracht wird, stellt die Übertragung von Blutplasma eine medizinische Notwendigkeit dar, die Ärzt/innen anraten, um das Überleben der Patient/innen sicherzustellen.

Menschen in Hochprävalenzregionen stellen eine weitere Betroffenengruppe dar, die im Zusammenhang mit der Frage Beachtung findet, ob eine Ansteckung mit dem HI-Virus selbst- oder fremdverschuldet ist. Immer wieder wird darauf verwiesen, dass sich HIV in Afrika und Indien aufgrund der dort vorherrschenden sexuellen Gewohnheiten „dramatisch ausbreiten" könnte (25/2008, 149, cf. 21/2001, 172). Das Virus hat angesichts der vorherrschenden promiskuitiven Lebensweise „ideale Bedingungen vorgefunden" (25/2008, 149).

Insgesamt zeigt sich, dass die Annahme einer selbstverschuldeten Ansteckung mit dem HI-Virus mit der sexuellen Übertragung der Infektionskrankheit korreliert. Menschen, die sich im Rahmen ungeschützten Geschlechtsverkehrs infizieren, werden für ihre Infektion selbst verantwortlich gemacht. Insbesondere als abweichend ausgewiesenes sexuelles Verhalten, zu dem sowohl ungeschützter Geschlechtsverkehr als auch Sexualverkehr mit wechselnden Partner/innen gezählt werden, wird unter dem Verdacht verhandelt, freiwillig und unter bewusster Inkaufnahme bestimmter Risiken zu erfolgen zu denen eine Ansteckung mit dem HI-Virus gehört. Die sexuell übertragene Infektion ist in dieser Deutungsfigur kein Schicksal, sondern beruht auf selbstverschuldetem, da freiwilligem Verhalten.

## 5 DAS ‚NEUE‘ AIDS?

Abschließend gilt zu klären, wie sich der Begriff des ‚neuen‘ AIDS vor dem Hintergrund der oben dargestellten Analyse hinsichtlich seiner diskursiven Bedeutungsgehalte präzisieren lässt.

Die Analyse zeigt, dass die Debatten vor 1996 eine spezifische Realität der HIV-Infektion erzeugen und bestimmte Aspekte der Erkrankung als besonders typisch für die HIV-Infektion und die von ihr betroffenen Menschen ausweisen. Kennzeichnend ist unter anderem, dass das Auftreten des zum damaligen Zeitpunkt ‚neuen‘ und zunächst unerklärlichen Krankheitsbildes dazu genutzt wird, eine normativ aufgeladene Debatte um eine angemessene (sexuelle) Lebensweise anzustoßen. Darüber hinaus wird die HIV-Infektion schnell als Erkrankung bestimmter Betroffenengruppen ausgewiesen und hierbei insbesondere als spezifisches Merkmal homosexueller Männer ausgemacht. Vor dem Hintergrund der sexuellen Übertragbarkeit des HI-Virus erweist es sich als charakteristisch für die frühen Debatten um HIV und AIDS, die Infizierten selbst für ihre Ansteckung verantwortlich zu machen. Die HIV-Infektion wird nicht als tragischer Schicksalsschlag gedeutet, sondern als Risiko, dem sich die meisten Betroffenengruppen bewusst aussetzen. Hinzu kommt, dass HIV als Erkrankung der ‚Anderen‘, des ‚Fremden‘ herausgestellt und damit betont wird, dass eine Infektion nicht jede/n treffen könne, sondern insbesondere marginalisierte und von der gängigen Norm abweichende Gruppen. Dieser Logik entsprechend wird die HIV-Infektion bereits Mitte der 1980er Jahre als Erkrankung der ‚Dritten Welt‘ markiert. Bereits zum damaligen Zeitpunkt weisen die dementsprechenden Debatten rassistische Züge auf und werden dazu genutzt, eine Höherwertigkeit der ‚Industrienationen‘ zu postulieren und demgegenüber die Annahme einer Minderwertigkeit von Ländern der ‚Dritten Welt‘ zu legitimieren.

Nimmt man vor diesem Hintergrund die Ergebnisse der Analyse aller von 1996 bis 2013 im SPIEGEL erschienenen Beiträge zum Thema HIV und AIDS in den Blick, so wird die Rede vom ‚neuen‘ AIDS brüchig und trügerisch und es treten dem Begriff innewohnende Ambivalenzen zutage. Einerseits wird ab 1996 im Diskurs des SPIEGEL zu HIV und AIDS immer wieder auf Entwicklungen verwiesen, die die HIV-Infektion zunehmend zu einer normalen, behandelbaren und kontrollierbaren Erkrankung machen. Andererseits wird auf Diskursmomente Bezug genommen, die sich als kennzeichnend für die frühen Debatten mit HIV und AIDS erweisen und die HIV-Infektion als ‚besondere‘ Erkrankung ausweisen. So wird im medialen Diskurs die Infektion mit dem HI-Virus nach wie vor als spezifisches Kennzeichen bestimmter, marginalisierter Bevölkerungsgruppen und als Erkrankung der ‚Anderen‘, des ‚Fremden‘ verstanden. Eine Ansteckung mit dem HI-Virus wird immer noch mit einer abweichenden sexuellen Lebensweise assoziiert, was wiederum nahe legt, die Verantwortung für die Ansteckung den betroffenen Menschen selbst zuzuweisen.

Die Untersuchung macht deutlich, dass sich bestimmte Elemente der frühen Darstellung der Infektionskrankheit als erstaunlich stabil erweisen, wenngleich die diskursiven Verhandlungen thematischen Schwankungen und Konjunkturen unterliegen. Diese typischen Muster der medialen Verhandlung der HIV-Infektion liefern – teils offensichtlich, teils erst bei genauerer Betrachtung die argumentative Grundlage für eine weiter andauernde Stigmatisierung und Diskriminierung von Menschen mit HIV und AIDS.

Die Verwendung des Begriffes ‚neues AIDS‘ mag aus biomedizinischer Perspektive gerechtfertigt sein, da die Entwicklung wirksamer Arzneistoffe die Überlebenschancen von Menschen mit HIV zweifelsfrei verbessert hat. Berücksichtigt man die Ergebnisse der Diskursanalyse, so wird es jedoch notwendig, den Begriff des ‚neuen AIDS‘ zu relativieren und stattdessen vom ‚neueren AIDS‘ zu sprechen und damit auch begrifflich der Tatsache Rechnung zu tragen, dass zwar wesentliche Veränderungen im gesellschaftlichen und medizinischen Umgang mit HIV und AIDS stattgefunden haben, Problematisierungen der HIV-Infektion, wie sie zu Beginn der 1980er Jahre typisch waren, jedoch nach wie vor Aktualität besitzen. Eine derartige Perspektive auf HIV ermöglicht es, Widersprüchlichkeiten, die an den Debatten um eine Ansteckung deutlich werden, offen zu benennen und damit die Deutungen, mit denen Menschen mit HIV in vielfältiger Weise konfrontiert werden, angemessen in den Blick zu nehmen.

# Literatur

Bleibtreu-Ehrenberg, Gisela (1987): Fragen Viren nach Moral? Unsere Schwierigkeiten mit den Geschlechtskrankheiten. In: Dunde, Siegfried Rudolf (ed.): AIDS – was eine Krankheit verändert. Sexualität und Moral, der Einzelne und die Gesellschaft. Frankfurt am Main: Fischer, 45–71.

Bock, Herbert (1992): AIDS in der Presse. Eine sprach-psychologische Untersuchung zur Berichterstattung über die Krankheit AIDS in den Printmedien. Regensburg: Roderer.

Corsten, Claudia (2008): HIV/AIDS und andere sexuell übertragbare Krankheiten. In: Schmidt, Renate-Berenike & Sielert, Uwe (eds.): Handbuch Sexualpädagogik und sexuelle Bildung. Weinheim & München: Beltz Juventa, 485–498.

Eitz, Thorsten (2003): AIDS. Krankheitsgeschichte und Sprachgeschichte. Hildesheim: Olms Verlag.

Engelmann, Lukas (2012): Ein queeres Bild von AIDS. HIV-Visualisierungen und queere Politiken des Vergessens. In: feministische studien 2, 245–258.

Frings, Matthias (2000): Gemischte Botschaften. Der Umgang der deutschen Printmedien mit dem Thema AIDS. In: Marcus, Ulrich (ed.): Glück gehabt? Zwei Jahrzehnte AIDS in Deutschland. Berlin & Wien: Blackwell Wissenschafts-Verlag, 238–261.

Halter, Hans (1985): „Sterben bevor der Morgen graut" AIDS und die großen Seuchen. In: Halter, Hans (ed.): Todesseuche AIDS. Hamburg: Rowohlt, 9–32.

Hartl, Helmut (2003): Geschichte der HIV-Therapie – wichtige Stationen. In: AIDS im Wandel der Zeit. Teil 1. Berliner AIDS-Hilfe e.V., S. 73–79.

Hübner, Eberhard (1987): Inszenierung einer Krankheit. Die AIDS-Berichterstattung im ‚Spiegel'. In: Sigusch, Volkmar (ed.): AIDS als Risiko. Über den gesellschaftlichen Umgang mit einer Krankheit. Hamburg: Konkret Literatur Verlag, 218–233.

Huth, Susanne & Roccioletti, Claudio (2001): Gesellschaftliches Handlungsfeld HIV/AIDS. In: Becker, Jens, Hartmann, Dorothea M., Huth, Susanne & Möhle, Marion: Diffusion und Globalisierung. Migration, Klimawandel und AIDS – Empirische Befunde. Wiesbaden: Springer Fachmedien, 250–319.

Keller, Reiner: Diskursforschung. Eine Einführung für SozialwissenschaftlerInnen. Wiesbaden 2011.

Lanzerath, Dirk (2006): Krankheit und Gesundheit. Eine philosophische Annäherung an zwei Grundkategorien menschlichen Daseins. In: Gesundheit – Ethik – Politik 47, 19–49.

Lindner, Ulrike (2014): Der Umgang mit neuen Epidemien nach 1945. Nationale und regionale Unterschiede in Europa. In: Thießen, Malte (ed.): Infiziertes Europa. Seuchen im langen 20. Jahrhundert. Berlin & München: De Gruyter Oldenbourg, 115–136.

Marcus, Ulrich (2000): 20 Jahre HIV-/AIDS-Epidemie in Deutschland – Entwicklungen, Trends und Erklärungsversuche. In: Marcus, Ulrich (ed.): Glück gehabt? Zwei Jahrzehnte AIDS in Deutschland. Berlin & Wien: Blackwell Wissenschafts-Verlag, 1–62.

Remien, Robert & Mellins, Claude (2007): Long-term psychosocial challenges for people living with HIV: let's not forget the individual in our global response so the pandemic. In: AIDS 21/5, 55–63.

Riesling-Schärfe (1998): Frauen und AIDS: Geschlechterkonstruktion im Risiko. Zur Ökologie der Lüste. Münster: LIT Verlag.

Rühmann, Frank (1985): AIDS. Eine Krankheit und ihre Folgen. Frankfurt am Main & New York: Edition Qumran im Campus-Verlag.

Schappach, Beate (2012): AIDS in Literatur, Theater und Film. Zur kulturellen Dramaturgie eines Störfalls. Zürich: Chronos Verlag.

Sontag, Susan (1989): AIDS und seine Metaphern. München & Wien: Fischer.

Statista (2013): Ranking der 25 meistzitierten nationalen und internationalen Medien in Deutschland nach der Anzahl der Zitate im Jahr 2013. In: http://de.statista.com/statistik/daten/studie/169706/umfrage/die-meistzitierten-medien-in-deutschland/, 28.10.2015.

Statista (2015): Verkaufte Auflagen der Nachrichtenmagazine Der Spiegel, Stern und Focus im 2. Quartal und 3. Quartal 2015. In: http://de.statista.com/statistik/daten/studie/164386/umfrage/verkaufte-auflagen-von-spiegel-stern-und-focus/, 28.10.2015.

Statista (2017): Verkaufte Auflage des Nachrichtenmagazins Der Spiegel in den Jahren 1995 bis 2016. In: https://de.statista.com/statistik/daten/studie/13232/umfrage/auflage-der-wochenzeitschrift-der-spiegel-seit1995/, 04.10.2017.

Stürmer, Stefan & Salewski, Christel (2009): Chronische Krankheit als Stigma: Das Beispiel HIV/AIDS. In: Beelmann, Andreas & Jonas, Kai J. (eds.): Diskriminierung und Toleranz. Psychologische Grundlagen und Anwendungsperspektiven. Wiesbaden: Springer VS, 263–281.

Tümmers, Henning (2012): AIDSpolitik. Bonn und der Umgang mit der neuen Bedrohung. In: Archiv für Sozialgeschichte 52, 231–252.

Tümmers, Henning (2014): AIDS und die Mauer. Deutsch-deutsche Reaktionen auf eine komplexe Bedrohung. In: Thießen, Malte (ed.): Infiziertes Europa. Seuchen im langen 20. Jahrhundert. Berlin & München: De Gruyter Oldenbourg, 157–185.

Venrath, Barbara (1994): AIDS – die soziale Definition einer Krankheit. Oldenburg: BIS-Verlag.

Wießner, Peter (2003): AIDS als moderner Mythos. In: AIDS im Wandel der Zeit. Teil 1. Deutsche AIDS-Hilfe e.V., 19–71.

Wright, Michael T. & Rosenbrock, Rolf (2012): AIDS – Zur Normalisierung einer Infektionskrankheit. In: Albrecht, Günter & Groenemeyer, Axel (eds.): Handbuch soziale Probleme. Wiesbaden: Springer VS, 195–218.

Wright, Michael T. (2000): Die Normalisierung von AIDS und die Neudefinition der Normalität. In: Marcus, Ulrich (ed.): Glück gehabt? Zwei Jahrzehnte AIDS in Deutschland. Berlin & Wien: Blackwell Wissenschaftsverlag, 270–291.

## Korpus (chronologisch geordnet)

„Epidemie ungebrochen". In: DER SPIEGEL, Nr. 9 vom 26.02.1996, 223.

„AIDS hat ein neues Gesicht". In: DER SPIEGEL, Nr. 28 vom 08.07.1996, 158–160.

„‚Die Kluft wird größer'. Interview mit Jonathan Mann über neue Medikamente und ihre Bedeutung für die Dritte Welt". In: DER SPIEGEL, Nr. 28 vom 08.07.1996, 161–162.

„Wachen und helfen". In: DER SPIEGEL, Nr. 36 vom 02.09.1996, 156.

Grolle, Johann: „Sieg über die Seuche?" In: DER SPIEGEL, Nr. 2 vom 06.01.1997, 118–124.

Johnson, Mahlon: „Arbeit an einem Wunder. Wie ich im Selbstversuch das AIDS-Virus in mir bezwang (I)". In: DER SPIEGEL, Nr. 2 vom 06.01.1997, 125–133.

Johnson, Mahlon: „Arbeit an einem Wunder". In: DER SPIEGEL, Nr. 3 vom 13.01.1997, 134–145.

Halter, Hans: „Die Vorhallen des Todes". In: DER SPIEGEL, Sonderheft vom 15.01.1997, 332–336.

„Diktat der Pillen". In: DER SPIEGEL, Nr. 46 vom 09.11.1998, S. 235.

Paul, Rainer: „Heerscharen von Waisen". In: DER SPIEGEL, Nr. 5 vom 01.02.1999, 166–169.

„Zukunft für Todgeweihte". In: DER SPIEGEL, Nr. 28 vom 10.07.2000, S. 166.

Hackenbroch, Veronika: „Zeitbombe vor der Haustür". In: DER SPIEGEL, Nr. 28 vom 10.07.2000, 164–167.

Hielscher, Hans: „Wir Afrikaner gehen fremd". In: DER SPIEGEL, Nr. 21 vom 21.05.2001, 172–173.

Evers, Marco: „Blitzschlag der Killerzellen". In: DER SPIEGEL, Nr. 26 vom 25.06.2001, 217–221.

Schwarz, Birgit: „Anfassen verboten". In: DER SPIEGEL, Nr. 23 vom 03.06.2002, 146–147.

„Mangelware Kondom". In: DER SPIEGEL, Nr. 42 vom 14.10.2002, 193.

Cziesche, Dominik: „Vergessener Schock". In: DER SPIEGEL, Nr. 28 vom 05.07.2004, 44–45.

„Bewegendes Protokoll. Henning Mankell: ‚Ich sterbe, aber die Erinnerung lebt'". In: DER SPIEGEL, Nr. 41 vom 04.10.2004, 127.

Ihlau, Olaf & Ertel, Manfred: „Gier ohne Grenzen". In: DER SPIEGEL, Nr. 51 vom 13.12.2004, 122–126.

Hackenbroch, Veronika: „Selbstmord des Killers". In: DER SPIEGEL, Nr. 23 vom 04.06.2007, 166–168.

Thielke, Thilo: „Dr. Rote Bete". In: DER SPIEGEL, Nr. 35 vom 27.08.2007, 109.

Evers, Marco: „Wir sind zu langsam". In: DER SPIEGEL, Nr. 25 vom 16.06.2008, 148–149.

Ludwig, Udo: „Tod auf Rezept". In: DER SPIEGEL, Nr. 32 vom 03.08.2009, 52–56.

„Funktionell geheilt". In: DER SPIEGEL, Nr. 29 vom 15.07.2013, 116.

Behrens, Christoph & Hackenbroch, Veronika: „Von Heilung träumen". In: DER SPIEGEL, Nr. 36 vom 02.09.2013, 114–116.

# 'Old' AIDS – 'New' AIDS in Der Spiegel? A corpus linguistic approach to conceptualisations of HIV/AIDS

Daniel KNUCHEL

## 1 INTRODUCTION

The consequences of HIV/AIDS have changed since the mid-1990s. The availability of an antiretroviral therapy (ART) in 1996 has improved the situation of infected individuals drastically. Nowadays, HIV tends to be a chronic, rather than a fatal infection in German-speaking countries. Furthermore, the predicted epidemic has not ensued and the infection rate has stabilised in these countries. This so-called 'normalisation' (cf. Wright & Rosebrock 2012) has had an impact on the public discourse and it appears as if HIV/AIDS is no longer of broad interest. An 'old' fatal AIDS can be distinguished from a 'new' chronic AIDS (cf. Jann in this volume). Nevertheless, HIV/AIDS remains a stigmatised illness as Stürmer & Salewski (2009) point out.[1] Stigmatisation is bound to individual conceptualisations of HIV/AIDS, which are, on the one hand, highly influenced by public discourse, whereas, media discourse play an important role in public discourse. Therefore, an analysis of media texts provides a first insight in the construction of HIV/AIDS in the public sphere.

HIV/AIDS has been a research topic in several (critical) discourse analyses that focused on the 1980s and 1990s (cf. next chapter). The lack of studies on the public discourse about HIV/AIDS after 1996 leaves the question open of whether there is a discursive difference between the so-called 'old' and 'new' AIDS. The following corpus linguistic study aims at ex-

---

[1]    With the distinction between disease and illness, I comply with a social constructionist approach that understands disease as a biological condition and illness as the social meaning of this condition (cf. Conrad & Barker 2010).

ploring different conceptualisations of HIV/AIDS before and after 1996 by analysing articles of the German news magazine DER SPIEGEL.

After discussing the previous (linguistic) discourse analytical work on HIV/AIDS in chapter two, I will outline my theoretical and methodological frame (German) linguistic discourse analysis in chapter three. In chapter four I will introduce the news magazine DER SPIEGEL and provide some general information about the compiled corpus. In chapter five I will present the findings of the corpus linguistic study, before summarising the main results in chapter six.

## 2 PREVIOUS WORK: REPRESENTATIONS OF HIV/AIDS IN THE 1980S AND 1990S

At the beginning of the AIDS epidemic, innumerable studies on representations of HIV/AIDS in the press were conducted (cf. Hübner 1987; Bock 1997; Liebert 1996; Frings 2000; Eitz 2003; Stackelbeck 2009). I will summarise the central findings of these studies, particularly focusing on the language use concerning HIV/AIDS in the German press, including the magazine DER SPIEGEL.

Bock (1997) analysed the news coverage between 1982 and 1990 and investigated the semantical battles that characterized the attempts to designate the illness and its causative agent (for example *HI-Virus, Aids* or *Schwulenkrankheit* 'gay disease').[2] His study showed that the geographical context correlated with specific designations, as inappropriate vocabulary was more often used in a non-Germanic context. Furthermore, the same can be said for a social context such as homosexuality.

Eitz approached the HIV/AIDS discourse from a historical-semantic perspective (cf. Busse & Teubert 1994). His main research question was to what extend the public considered HIV/AIDS as a problem in Germany. He analysed the language usage first of all key words and metaphors in press and parliamentary records between 1982 and 2002 and distinguished seven different discourse phases, each of them showing specific characteristics (cf. table 1).

---

[2]   I will use italic letters for German words and expressions and inverted commas for the corresponding translation to English.

**Tab. 1: HIV/AIDS discourse phases based on Eitz (2003)**

| Year | Characteristics of the discourse phase | Comments on language use with examples |
|---|---|---|
| 1983 | The discovery of a new disease | Semantic battles about naming the disease: *Homosexuellenkrankheit* 'disease of homosexuals', *Schwulenkrebs* 'gay cancer', *AIDS* |
| 1983/ 1984 | The discovery of the causative agent | Semantical insecurity about different denotations: *AIDS, AIDS-Virus, HIV, HIV-Virus, HI-Virus* |
| 1985 | Public awareness rises | Normalisation on a language level is visible in lexicalisation: *AIDS* to *Aids* |
| 1986/ 1987 | HIV/AIDS as a public health issue | Lexical items show manifestations of the fight against AIDS on a language level: *Aidskampf* 'battle against AIDS', *Kondom* 'condom', *Safer Sex* 'safer sex', *Aidstest* 'AIDS test', *HIV-Test* 'HIV test' |
| 1989- 1992 | Dwindling attention, but advanced knowledge | From high-risk group to high-risk behaviour:*ungeschützter Sex* 'unsafe sex', *Analsex* 'anal sex', *Promiskuität* 'promiscuity' |
| 1993/ 1994 | Blood donation scandal[3] | Reappraisal of the scandal and renewed battle between liberal and conservative politics: *Zwangstest* 'compulsory testing' vs. *Testpflicht* 'testing obligation' |
| From 1993 | Treatability and fading public interest | HIV/AIDS loses its fatal connotation and is localised in different geographic regions: *Langzeitüberlebende* 'long-term-survivors', *Krankheit der Armen* 'disease of the poor', *Apokalypse in Afrika* 'apocalypse in Africa' |

Eitz (2003, 228) interpreted the fading public interest after 1993 as a sign of normalisation in the publics' understanding of the disease or illness and as a consequence of different factors: On the one hand, medical ad-

---

[3] In 1993/1994, a scandal about blood about blood transfussions with HIV-contaminated blood bottles occupied the media discourse (so-called *Bluterskandal*). Donated blood had not been tested on HIV/AIDS although such tests had been available for years. Around 60 percent of infections could have been prevented by testing the blood products. As a consequence, the then-leader of the *Bundesgesundheitsamt* 'Federal Health Agency' was dismissed and the *Bundesgesundheitsamt* as an institution dissolved.

vances have changed the characteristics of HIV/AIDS. On the other hand, knowledge about the topic has become widespread.

Stackelbeck's (2009) analysis of two German news magazines (234 articles of DER SPIEGEL and STERN published between 1990 and 2006) showed that media attention had been declining continuously since 1995. As the author pointed out, most articles dealt with medical questions like therapy or inoculation; HIV/AIDS was contextualised mostly in science and medicine. The study did not focus on changes in the public discourse, so there is still a desideratum concerning the question of how the 'old' and the 'new' AIDS can be distinguished. The following analysis aims at approaching this question, whereas Jann (in this volume) analyses the specific characteristics of such a 'new' AIDS.

## 3 THEORETICAL AND METHODOLOGICAL FRAME

My analysis of conceptualisations[4] in discourse is based on a methodological approach that has developed in the field of German linguistics, the so-called linguistic discourse analysis (henceforth LDA, cf. Spitzmüller & Warnke 2011a; Felder 2013).

### 3.1 LINGUISTIC DISCOURSE ANALYSIS

LDA aims at examining the relationship between language, knowledge and power. The approach refers to Michel Foucault's concept of discourse (cf. Foucault 1973), which understands discourse as a thematic net of communicative entities (cf. Felder 2013, 172) and a set of practices that structure a topic such as HIV/AIDS. German LDA shows two different orientations: descriptive (non-critical) discourse linguistics (cf. e.g. Felder 2013) and critical discourse analysis (cf. Reisigl & Warnke 2013). Both poles are based on Foucault (1973), but differ in theoretical orientations, methods and goals. Discourse linguistics orients to text linguistics and semantics and aims at illustrating language patterns and paradigms used with regard to a specific topic. In contrast, critical discourse analysis is understood as a cri-

---

[4] By conceptualizations I understand the manifestations of concepts in discourse, whereas concepts refer to cognitive entities consisting of different types of information or attributes. Concepts comprise different knowledge about the entity and are at the same time constructing it.

tique on ideology and often described as an approach of 'action research', meaning that analysts "wish to highlight particular inequalities or biases that appear within certain texts" (Baker, Gabrielatos & McEnery 2013, 22). Spitzmüller & Warnke (2011b, 75) argue that the distinction between descriptive and critical is becoming more and more blurred as both approaches have been used in in a combined manner in recent studies. The following paper will adopt such an integrated LDA framework in combination with a corpus linguistic approach to analyse conceptualisations of HIV/AIDS in the press discourse before and after 1996.

## 3.2 CORPUS LINGUISTICS IN LDA

Corpus linguistic methods have been used more often recently to analyse different discourses. It seems that a combination of a corpus-driven (e.g. keywords) and a corpus-based approach (e.g. compound analysis) is favourable (cf. Felder 2012, 124). The difference between these two approaches was introduced by Tognini-Bonelli (2001, 65): Corpus-driven studies typically generate hypothesis from the data, whereas corpus-based studies explore the data to validate or refine different theories and hypothesis. Such a clear distinction is not so much a polar but rather a scalar one. McEnery, Xiao & Tono point out that "the sharp distinction between corpus-based vs. corpus-driven approaches [ ... ] is in reality fuzzy" (2006, 11). Baker & Egbert highlight "that most forms of analysis appear somewhere on a cline between the two extremes" (2016, 11). Corpus linguistic discourse analysis tends to shift in general from corpus-driven to more corpus-based approaches. The same can be said in regard to quantitative and qualitative research methods: Baker & McEnery (2015, 2–3) argue that linguistic discourse analysis research, which starts out with quantitative methods such as keyword analysis, tends to shift to more qualitative approaches by considering much more context (e.g. concordance analysis). They also argue for a third stage of analysis called explanation, characterised by "findings [that should be positioned] within a wider social context" (2015, 3).

### 3.3 KEYWORD ANALYSIS: A CORPUS-DRIVEN APPROACH TO THE DATA

Keyword analysis is a common corpus-driven approach to explore salient topics (cf. Baker 2006, 121–123; McEnery 2016). A keyword is defined as a word which occurs significantly more frequent in a thematic corpus than in a corresponding non-thematic reference corpus. Different keyword lists with different keyword positions highlight thematic changes in a discourse as they reflect the typicality of an expression in the dataset (cf. McEnery 2016; Stubbs 2010).[5] To compute keyword lists of different datasets (word, lemma or part-of-speech), a frequency list of the thematic corpus is compiled and compared to a frequency list of the non-thematic reference corpus. I used log-likelihood statistics with a probability value of <0.000001 as a statistical measure of keyness.[6]

## 4 DATA

### 4.1 DER SPIEGEL, A GERMAN LEITMEDIUM[7]

DER SPIEGEL is a weekly news magazine which was founded in 1947. It was initiated by the British occupational administration to promote an independent press medium. The magazine is considered a *Leitmedium* for German-speaking countries; THE ECONOMIST even calls it one of the most influential magazines in this region (cf. A.N. 2002). Although its influence has been decreasing over time, DER SPIEGEL is still an important media product in German-speaking countries. It has a weekly circulation of 840.000 copies and is read by approximately six million people.

---

[5]  Baker points out that keywords are "helping to spot traces of discourse within language" (2004, 347). He adds that keywords do not represent discourse itself, but that they "will direct the researcher to important concepts in a text (in relation to other texts)" (2004, 347).

[6]  Different tests have been used to compute keywords with the log-likelihood procedure being the default method. Log-likelihood statistics is "an effective measure for finding terms [and] a mathematically well-grounded and accurate measure of surprisingness" in regard to "low and medium frequency words" (Kilgarriff 2007, 239).

[7]  *Leitmedium* is a term used in media studies to emphasise the influence a media product has on other media products and the public discourse (cf. Künzler 2013).

DER SPIEGEL is known for its investigative and narrative journalism. The magazine characterises itself as up-to-date, more profound in its news than a daily newspaper and extremely attractive and easy to understand for its users (cf. Stackelbeck 2009, 70–71). The typical reader is male (68 percent of all readers), well-educated and well-funded (cf. Schröder 2013).

DER SPIEGEL has been a major player in the HIV/AIDS discussion and can be seen as an opinion leader (cf. Wießner 2003). The following analysis of articles published in DER SPIEGEL will therefore be a solid foundation to receive an impression of changes regarding the introduction of the ART in 1996 and, as a consequence, of the possible difference between the 'old' and the 'new' AIDS.

### 4.2 HIV/AIDS CORPUS

My paper is based on data that were collected from a large corpus consisting of every text published in DER SPIEGEL between 1947 and 2010.[8] I used the following search query to select relevant articles:

hiv OR aids OR schwulenkrebs OR schwulenpest

Results like *Archiv* 'archive' were excluded manually to ensure that only texts mentioning HIV/AIDS became part of the analysis. Each text comprises metadata such as title, subsection and date and has been annotated with linguistic information such as lemma and part-of-speech using the Stuttgart Tree Tagger (cf. Schmid 1994, 1995). I used CQPWeb as an analytical tool (cf. Hardie 2012).

The AIDS-corpus (AC) includes all texts found with the query outlined above, whereas, OAC and NAC split the data by means of their publication date. The subcorpus ASC (OASC/NASC) contains articles which use HIV or AIDS in the title. Furthermore, I manually added texts which have many occurrences of the queried words but do not use them in the headline.[9]

---

[8]   The corpus has been built in a transdisciplinary research project analysing schizophrenia at the University of Zurich (www.schizophrenie.uzh.ch). I thank Yvonne Ilg and the research group Semtracks for supporting my research.

[9]   In this process, single articles might have been mistakenly excluded although their main focus might lie on HIV/AIDS. Therefore, findings of comparing analyses on ground of these subcorpora have to be interpreted with caution.

The reference corpora comprise every article published in DER SPIEGEL between 1983 and 1995 (RC1) and between 1996 and 2010 (RC2).

**Tab. 2: Overview Study Corpora and Reference Corpora**

| ID | Study Corpus title | No. of texts | No. of tokens[10] |
|----|--------------------|--------------|--------------------|
| AC | AIDS Corpus (1983–2010) | 2,763 | 4,372,701 |
| OAC | Old AIDS Corpus (1983–1995) | 1,637 | 2,372,965 |
| NAC | New AIDS Corpus (1996–2010) | 1,126 | 1,998,736 |
| ASC | AIDS Specific Corpus (1983–2010) | 357 | 398724 |
| OASC | Old AIDS Specific Corpus (1983–1995) | 283 | 324,146 |
| NASC | New AIDS Specific Corpus (1996–2010) | 74 | 74,578 |
| RC1 | Reference Corpus 1 (1983–1995) | 75,963 | 63,429,863 |
| RC2 | Reference Corpus 2 (1996–2010) | 95,732 | 71,579,711 |

# 5 'OLD' AND 'NEW' AIDS: CONCEPTUALISATIONS IN DER SPIEGEL

The following analysis will focus on the distribution of texts and keywords as well as terms used to name the disease and their compounds and will, thus, be shifting from corpus-driven to corpus-based methods. It aims at comparing conceptualisations of the 'old' and the 'new' AIDS.

## 5.1 DISTRIBUTION OF TEXTS – DISCOURSE INTENSITY AND ROUGH THEMATIC SHIFTS

HIV/AIDS was highly discussed in the 1980s, while the broad public lost interest after 1993 (cf. Eitz 2003). The analysed data show a quite similar trend, but at the same time it becomes clear that the number of articles mentioning HIV/AIDS is not equally distributed over the years (cf. figure 1). There are two peaks, with a high number of published articles in 1987 and 1993. They can be explained in accordance to the findings of previous research that included the social and historic context of the corresponding years: In 1987, public attention towards the topic was very high as there have been tremendous rates of new diagnoses in the mid-1980s (cf. Robert Koch-Institut 2014). In 1993, the blood-donating scandal took place in Germany (cf. footnote 3).

---

[10]  Tokens are occurrences of any given word in a corpus.

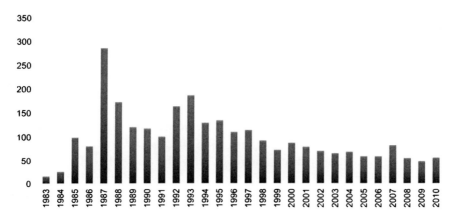

*Figure 1: Distribution of HIV/AIDS-related articles in the AC (in absolute numbers)*

The average number of articles per annum is 125.92 in subcorpus OAC (1983–1995) and 75.07 in subcorpus NAC (1996–2010). The two numbers clearly show that the intensity of media coverage is much higher for the conceptualisation of the 'old' AIDS. It has decreased by 40.39 percent in the era of the 'new' AIDS. A closer look at articles with HIV/AIDS as a main topic (subcorpus ASC) reveals similar trends: The average number of articles per annum in the two subcorpora OASC (average of 21.31 articles per annum) and NASC (average of 4.93 articles per annum) has even dropped by 77.35 percent, indicating that the status of HIV/AIDS as a main or subordinate topic can be seen as a distinctive feature to differentiate the 'old' from the 'new' AIDS.

The following analysis of the metadatum 'subsection' will show changes in the thematic context that an article has been published in: culture and society, science, foreign countries, Germany, cover story, media, report, miscellaneous (cf. table 3).

**Tab. 3: Distribution of articles in different thematic categories (in percent)**

|  | Culture/ society | Science | Foreign countries | Germany | Cover stories | Media | Report | Misce-llaneous |
|---|---|---|---|---|---|---|---|---|
| OAC | 16.19 | 13.87 | 12.77 | 18.33 | 6.84 | 5.99 | 5.49 | 20.53 |
| NAC | 20.16 | 19.98 | 18.29 | 9.41 | 7.99 | 5.68 | 4.35 | 14.12 |
| OASC | 9.75 | 36.82 | 10.47 | 19.49 | 5.05 | 0.36 | 11.91 | 6.14 |
| NASC | 4.05 | 70.27 | 6.76 | 4.05 | 4.05 | 2.7 | 2.7 | 5.41 |

In the Old AIDS Corpus, HIV/AIDS-related articles were mostly published in the subsections 'Germany' and 'culture and society', followed by 'science' and 'foreign countries', while it is the subsections 'culture and society', 'science' and 'foreign countries' that are dominant in the New AIDS Corpus. The numbers reveal a strong decrease for 'Germany' (-48.63 percent) and a strong increase for 'science' (+ 44.10 percent) and 'foreign countries' (+ 43.30 percent) between 1983–1995 and 1996–2010. The trends indicate that there is a shift from HIV/AIDS as a disease in Germany to HIV/AIDS as a disease abroad. They also show that HIV/AIDS is conceptualised more as a scientific topic than a societal topic in the era of the so-called 'normalisation' ('new' AIDS period). The last observation is strengthened by the distribution of articles with HIV/AIDS as their main-topic (OASC and NASC): The number of articles published in the subsection 'science' rose from 36.82 percent to 70.27 percent, which corresponds to an increase of 90.85 percent.

## 5.2 KEYWORDS – TOPICAL DIFFERENCES

The following keyword analysis aims at exploring topical changes with more detail. The top 20 keylemmas for the OAC and the NAC are represented in tables 4 and 5.

Table 4 shows that AIDS is conceptualised as a *Seuche* 'plague'. The keylemmas *Infektion* and *infizieren, Virus, Aids-Virus, Sex* and *Blut* define the disease and describe how transmission is working. *Kondom* and *Arzt* are two lemmas that indicate what kind of action HIV/AIDS is demanding for: therapy and safer sex. There are several words that refer to people living with HIV/AIDS such as *Patient, Infizierte* or *Aids-Kranke*. Other expressions name groups which constitute key populations within the HIV/AIDS discourse or mark a clear reference to such groups: *Homosexuelle, Prostituierte, Bluter, Droge* and *Schwule*.[11]

Table 5 contains some different lemmas. The reference to the infection by terms such as *Virus, HI-Virus, HIV* and *Erreger* is still manifest. *Seuche* as a description for the epidemic remains prominent and *Patient* is still used

---

[11]  Key populations have been called high-risk groups as well. As UNAIDS (2015, 8) points out, the term implies "that the risk is contained within the group, whereas all social groups actually are interrelated. The use of the term high-risk group may create a false sense of security in people who [ ... ] do not identify with such groups".

to refer to people living with HIV or AIDS. The term *Kondom* is not predominant in the texts anymore; instead, *Medikamente* has entered the top 20. Other new lemmas are *Afrika*, *Südafrika* and *afrikanisch*, contextualising HIV/AIDS geographically. Such a contextualisation is not so clearly visible in the Old AIDS dataset. Keywords which have dropped from the top 20 are connected to the epidemic's key populations: men who have sex with men, sex workers, haemophilic and injection drug users. They are still present in articles between 1996 and 2010, but less prominent.

**Tab. 4: Top 20 keylemmas OAC**  **Tab. 5: Top 20 keylemmas NAC**

| 'Old' AIDS | | |
|---|---|---|
| 1 | *Aids* | 'AIDS' |
| 2 | *Virus* | 'virus' |
| 3 | *Krankheit* | 'disease' |
| 4 | *infizieren* | 'to infect' |
| 5 | *Seuche* | 'plague' |
| 6 | *Aids-Virus* | 'AIDS virus' |
| 7 | *Patient* | 'patient' |
| 8 | *Homosexuelle* | 'homosexual' |
| 9 | *Arzt* | 'physician' |
| 10 | *Kondom* | 'condom' |
| 11 | *Aids-Kranke* | 'persons with AIDS' |
| 12 | *Prostituierte* | 'prostitute' |
| 13 | *Infizierte* | 'infected person' |
| 14 | *Infektion* | 'infection' |
| 15 | *Bluter* | 'haemophiliac' |
| 16 | *Sex* | 'sex' |
| 17 | *Gauweiler* | Gauweiler[12] |
| 18 | *Droge* | 'drug' |
| 19 | *Blut* | 'blood' |
| 20 | *Schwule* | 'gays' |

| 'New' AIDS | | |
|---|---|---|
| 1 | *Aids* | 'AIDS' |
| 2 | *Afrika* | 'Africa' |
| 3 | *Virus* | 'virus' |
| 4 | *sie* | 'they/them' |
| 5 | *Medikament* | 'medication' |
| 6 | *Krankheit* | 'disease' |
| 7 | *Arzt* | 'physician' |
| 8 | *infizieren* | 'to infect' |
| 9 | *HIV* | 'HIV' |
| 10 | *Patient* | 'patient' |
| 11 | *Erreger* | 'causative agent' |
| 12 | *Mensch* | 'human being' |
| 13 | *Barschel* | 'Barschel'[13] |
| 14 | *HI-Virus* | 'HI virus' |
| 15 | *Seuche* | 'plague' |
| 16 | *Gen* | 'gen' |
| 17 | *Südafrika* | 'South Africa' |
| 18 | *afrikanisch* | 'African' |
| 19 | *Sex* | 'sex' |
| 20 | *HIV-positiv* | 'HIV-positive' |

---

[12] Uwe Barschel was head of the government of the German state Schleswig-Holstein and was accused of manipulating his political opponent, Björn Engelmann. Reiner Pfeiffer, an employee of Barschel, stated he informed Engelmann and the press using a fake identity as a doctor about a positive HIV-test in 1987 (cf. Schleswig-Holsteinischer Landtag 1988, 70–74).

It is highly interesting that HIV/AIDS is conceptualised in both datasets as a distant disease, but that the techniques of disassociation have changed over time. HIV/AIDS was contextualised as a disease of certain key populations in the beginning of the epidemic, whereas it is constructed in a more geographical than social way in the newer data that contain plenty of terms referring to the African context.

This observation is supported by an analysis of the top 250 keywords[14] that show a clear difference in geographical terms: In the OAC, there are only seven geographical references: *Afrika* 'Africa', *afrikanisch* 'African', *San Francisco*, *Thailand*, *Uganda*, *New York* and *Zaire*. In the NAC, there are 25 geographical references, which include 24 references to developing countries. If we include vocabulary that frames a topic in a geographical manner without directly referring to a country or region, such as political vocabulary, we can also observe a re-contextualisation from a German to a mainly international first of all African perspective. Terms referring to political leaders or institutions (e.g. from *Süssmuth*[15] to *Zuma*[16] or from *Bundesgesundheitsamt* 'German Federal Board of Health' to *UNO* 'United Nations Organisation') and terms referring to the political response to the epidemic (e.g. from *Meldepflicht* 'reporting obligation' to *Entwicklungshilfe* 'development aid') are examples. The keyword analysis clearly shows that HIV/AIDS has evolved in the public discourse from an issue that affects Germany to an issue that affects developing countries. The 'new' AIDS seems to be located far away.

The causative agent the HI virus is important in both keyword lists, but there are differences in the employed reference term: *AIDS-Virus* vs. *HIV*

---

[13]  Peter Gauweiler was secretary of state in the State Interior Ministry from Bavaria (1986–1990) and acted as an opponent to Rita Süssmuth (see footnote 15) in the question how to deal with the AIDS crisis. He called for some of the stiffest regulation such as mandatory blood tests (cf. Eitz 2003, 168).

[14]  There are total numbers of 1,207 keywords in the OAC and 885 keywords in the NAC. 108 terms of the top 250 keywords are identical in both datasets, whereas 142 have changed over time.

[15]  Rita Süssmuth was Federal Minister for Youth, Family and Health from 1985 until 1988. She pushed for education as the main prevention method and was an important voice in the public political debate on HIV/AIDS in Germany.

[16]  Jacob Zuma is the President of South Africa.

or *HI-Virus*. The lemma *AIDS* is important in both time periods, whereas *HIV* – although introduced as a term in 1986 – has not been a dominant keyword until the 'new' AIDS period. Furthermore, compounds of *HIV* and *AIDS* are accounting for a significant number of lemmas in both lists. They will be analysed in detail in the next section, as they seem crucial for a deeper understanding of the conceptualisations of HIV/AIDS in the 'old' and the 'new' AIDS era.

### 5.3 HIV, AIDS AND THEIR COMPOUNDS – A CORPUS-BASED APPROACH

*HIV* and *AIDS* are acronyms for multi-word expressions: *HIV* is deduced from 'Human Immunodeficiency Virus', *AIDS* from 'Acquired Immune Deficiency Syndrome'. Both words are adjusted to the German grammar and part of the German vocabulary. They are mentioned in different orthographic lexica.

The data show 14,509 instances of *HIV*, *AIDS* or compounds of them. A closer look at their distribution over time indicates that *AIDS* is used as a lemma more often than *HIV*. It seems that *AIDS* was preferred as a term to refer to the topic. One reason for this preference might be the later introduction of the term *HIV* as the causative agent for the disease. From an early stage on, DER SPIEGEL mentioned a virus causing AIDS, but as there was no scientific knowledge about its exact nature, it was just called *AIDS-Virus*.[17] Experts had also used different appellations like *LAV* 'lymphadenopathy-associated virus' or *HTLV-III* 'human T-lymphotropic virus III' to refer to the virus. In 1986, the International Committee on Taxonomy of Viruses recommended renaming the causative agent of AIDS to Human Immunodeficiency Virus or HIV (cf. Case 1986). These different ways of naming were also visible in DER SPIEGEL: *HTLV-III* and *LAV* can be found frequently until 1986, whereas any further occurrence (after 1986) appears within a broader context that defines the terms as not up-to-date anymore, as it is part of the semantic battle concerning the correct term to refer to the causative agent of AIDS.

---

[17]  The upcoming use of *Aidsvirus* instead of *AIDS-Virus* or *AIDS-Virus* is a lead for a lexicalization of AIDS and might be a sign for a linguistic normalisation (cf. Naumann 2000, 31). The same applies to the manifesting change from *AIDS* to *Aids*.

**Tab. 6: Top 20 AIDS compounds in the OAC**

**Tab. 7: Top 20 AIDS compounds in the NAC**

| Old AIDS Corpus | |
|---|---|
| Aids-Virus | 'AIDS virus' |
| Aids-Kranken | 'persons with AIDS' |
| Aids-Test | 'AIDS test' |
| Aids-Infizierte | 'persons infected with AIDS |
| Aids-Patient | 'AIDS patient' |
| Aids-Hilfe | 'AIDS Aid' |
| Aids-Erreger | 'AIDS agent' |
| Aids-Fall | 'AIDS case' |
| Aids-Experten | 'AIDS experts' |
| Aids-Forschung | 'AIDS research' |
| Aids-Forscher | 'AIDS researcher' |
| Aids-Toter | 'person died of AIDS' |
| Aids-Erkrankungen | 'AIDS diseases' |
| Aids-Infektion | 'AIDS infection' |
| Aids-Opfer | 'AIDS victim' |
| Aids-Epidemie | 'AIDS epidemic' |
| Aids-Gefahr | 'AIDS threat' |
| Aids-Bekämpfung | 'fight against AIDS' |
| Aids-Politik | 'AIDS politics' |
| Aids-Angst | 'fear of AIDS' |

| New AIDS Corpus | |
|---|---|
| Aidskranke | 'persons with AIDS' |
| Aids-Virus | 'AIDS virus' |
| Aids-Erreger | 'AIDS agent |
| Aidsmedikamente | 'AIDS drugs |
| Aids-Hilfe | 'AIDS Aid' |
| Aidspatient | 'AIDS patient' |
| Aidsforscher | 'AIDS researcher |
| Aids-Test | 'AIDS test' |
| Aidsforschung | 'AIDS research' |
| Aids-Epidemie | 'AIDS epidemic' |
| Aids-Aktivist | 'AIDS activist' |
| Aids-Bekämpfung | 'fight against AIDS' |
| Aidsarzt | 'AIDS doctor' |
| Aidserkrankung | 'AIDS disease' |
| Aidstoter | 'a person died of AIDS' |
| Aidsopfer | 'AIDS victim' |
| Aids-Therapie | 'AIDS treatment' |
| Aidscocktail | 'AIDS cocktail' |
| Aids-Waisen | 'AIDS orphans' |
| Aidskonferenz | 'AIDS conference' |

It was during this linguistic battle, which is highly characteristic for the 'old' AIDS period, that the tautology *HIV-Virus* 'HIV virus' was introduced. Its use might indicate a process of acceptance of *HIV* as a word, with the redundant information helping to assure its meaning. In 1993, *HIV-Virus* and *HI-Virus* are used approximately in equal numbers. After 1994, *HI-Virus* is clearly dominant and serves as an alternative for *HIV*, albeit slightly less used. The development illustrates a lexical normalisation in referring to the causative agent, which constitutes an important characteristic in defining the concept of the 'new' AIDS (cf. Jann in this volume).

Regarding the occurrences of *HIV* and its compounds per annum, three different phases can be distinguished: Between the term's introduction in 1986 and 1990, the usage of *HIV* and its compounds was increasing, while being more or less stable between 1991 and 2005. It has been increasing again since 2006, with a peak of 58.97 percent of all compounds having *HIV* as a root in 2009.

Tables 6 and 7 show the top 20 compounds rooting in AIDS and illustrate that they have changed over the last 35 years.

There are seven compounds that are different in the top 20: *Aids-Infizierte, Aids-Fall, Aids-Experte, Aids-Infektion, AIDS-Gefahr, Aids-Politik* and *Aids-Angst* can be found in the Old AIDS Corpus, while *Aids-medikamente, Aids-Aktivist, Aidsarzt, Aids-Therapie, Aidscocktail, Aids-Waisen* and *Aidskonferenz* appear in the NAC. Compounds such as *Aids-arzt, Aidsmedikamente, Aids-Therapie* und *Aidscocktail* are clearly related to therapy, while *Aidsforscher, Aids-Forschung, Aids-Experten* and *Aids-konferenz* refer to a more scientific context.

It is highly interesting that some compounds are written differently in both corpora: *Aids-Kranke* changes to *Aidskranke, Aids-Patient* to *Aidspatient* and so on. The graphematic change underlines a more habituated usage, as hyphenated compounds are a sign for a less established term in German (cf. Donalies 2011, 43). This is similar to the upcoming use of *Aidsvirus* instead of *AIDS-Virus* or *Aids-Virus*. Moreover, the manifesting change from AIDS to AIDS indicates the loss of its acronymous character and, therefore, its lexicalization (cf. Eitz 2003, 85–86; Steinhauer 2001, 9). These trends might be a sign of a linguistic normalisation (cf. Naumann 2000, 31). In a broader view it might even be accompanied by a discoursive normalisation showing that the topic is established.

The top 20 compounds rooting in HIV reveal that the basic vocabulary remains mostly the same: *HIV-infiziert* 'HIV infected', *HIV-Positive* 'HIV positive people', *HIV-Test* 'HIV test', *HIV-positiv/negativ* 'HIV positive/negative' or *HIV-verseucht* 'HIV contaminated' are examples. Terms that describe the characteristics of the epidemic such as *HIV-Opfer* 'HIV victim', *HIV-Fälle* 'HIV cases', *HIV-Rate* 'HIV rate' and *HIV-Status* 'HIV status' have gained importance, what might be based on a better reporting of epidemiological trends.

By comparing HIV-rooted and AIDS-rooted compounds, it becomes clear that AIDS is mostly conceptualised as an illness with a social dimension (e.g. *AIDS-Benefiz-Gala* 'AIDS benefit gala' or *Aids-Film* 'AIDS movie'), whereas HIV is stronger attached to medicine and science (e.g. *HIV-Infektionsprophylaxe* 'HIV infection prophylaxis' or *HIV-Schwerpunktpraxis* 'doctor's office with an emphasis on HIV'). The difference might be due to the fact that the term *AIDS* was introduced some years earlier to talk about the issue and that a lot of the early educational work was using *AIDS* or *AIDS-Virus* to refer to the disease. Even the political and social response employed *AIDS* as a label, as we can see in terms such as *Aids-Enquete-Kommission* 'AIDS Study Commission' and *Aids-Hilfe* 'AIDS Aid'.

## 6 DIFFERENCES BETWEEN THE 'OLD' AND THE 'NEW' AIDS

My paper aimed at analysing whether an 'old' AIDS can be distinguished from a 'new' AIDS in the media discourse. A corpus linguistic discourse analysis using keyword and compound analysis has been carried out, focusing on possible differences in articles of the news magazine DER SPIEGEL published before and after 1996. The analysis shows three main differences in the conceptualisations of HIV/AIDS before and after 1996:

1. Discourse intensity: The media coverage? measured by the average number of articles per annum? dropped after 1996, with the 'new' AIDS being mainly conceptualised as a secondary and marginalized topic.
2. Thematic contextualisation: The analysis of the thematic context an article belongs to (quantitative analysis of section information) and the keyword analysis of different subcorpora reveal that HIV/AIDS is conceptualised as a distant disease in both time periods. What has changed is the quality of this distance: On the one hand geographically, as the 'new' AIDS is highly bound to Africa and less contextualised in Germany. On the other hand topically, as science as a thematic context has gained considerably more importance, especially in articles with HIV/AIDS as their main topics.
3. Lexical normalisation: While the 'old' AIDS is characterised by semantic battles concerning the causative agent, the 'new' AIDS has run

through a lexical normalisation that is manifesting itself on different graphematical levels.

My paper was based on the premise that there is a difference between an 'old' and a 'new' AIDS and that 1996 (the introduction of an effective antiretroviral therapy) is a turning point. Although the analysis shows some clear features underlining that hypothesis, it remains questionable whether 1996 marks a turning point in the discourse, too. A deeper analysis that does not come from a fixed year could enlighten the question at what time HIV/AIDS has been conceptualised differently. It is furthermore important to take into account different media products, first of all new media and the internet, to get a deeper understanding of the publics' conceptualisations of HIV/AIDS.

## REFERENCES

A.N. (2002): Der Spiegel and Germany's press. His country's mirror. In: The Economist, 16.11.2002.

Baker, Paul (2004): Querying keywords: questions of difference, frequency and sense in keywords analysis. In: Journal of English Linguistics 32/4, 346–359.

Baker, Paul (2006): Using Corpora in Discourse Analysis. London: Continuum.

Baker, Paul & Egbert, Jesse (2016): Introduction. In: Baker, Paul & Egbert, Jesse (eds.): Triangulating methodological approaches in corpus-linguistic research. (Routledge Advances in Corpus Linguistics). London: Routledge, 1–19.

Baker, Paul & McEnery, Tony (2015): Introduction. In: Baker, Paul & McEnery, Tony (eds.): Corpora and Discourse Studies. Integrating Discourse and Corpora (Palgrave Advances in Language and Linguistics). London: Palgrave Macmillan, 1–20.

Baker, Paul, Gabrielatos, Costas & McEnery, Tony (2013): Sketching Muslims: A corpus-driven analysis of representations around the word 'Muslim' in the British press 1998–2009. In: Applied Linguistics 34/3, 255–278.

Bock, Herbert (1997): Zur sprachlichen Darstellung von AIDS in der Presse. In: Biere, Bernd Ulrich & Liebert, Wolf-Andreas (eds.): Metaphern, Medien, Wissenschaft. Zur Vermittlung der AIDS- Forschung in Presse und Rundfunk. Opladen: Westdeutscher Verlag, 81–101.

Busse, Dietrich & Teubert, Wolfgang (1994): Ist Diskurs ein sprachwissenschaftliches Objekt? Zur Methodenfrage der historischen Semantik. In: Busse, Dietrich, Hermanns, Fritz & Teubert, Wolfgang (eds.): Begriffsgeschichte und Diskursgeschichte. Opladen: Westdeutscher Verlag, 10–28.

Case, Kathleen (1986): Nomenclature: Human Immunodeficiency Virus. In: Annals of Internal Medicine 105/1, 133.

Conrad, Peter & Barker Kristin K. (2010): The Social Construction of Illness: Key Insights and Policy Implications. In: Journal of Health and Social Behaviour 51, 67–79.

Donalies, Elke (22011): Basiswissen Deutsche Wortbildung. Tübingen, Basel: Francke.

Eitz, Thorsten (2003): AIDS. Krankheitsgeschichte und Sprachgeschichte. (Germanistische Linguistik Monographien 12). Hildesheim, Zürich, New York: Olms.

Felder, Ekkehard (2012): Pragma-semiotische Textarbeit und der hermeneutische Nutzen von Korpusanalysen für die linguistische Mediendiskursanalyse. In: Felder, Ekkehard, Müller, Marcus & Vogel, Friedemann (eds.): Korpuspragmatik. Thematische Korpora als Basis diskurslinguistischer Analysen. (Linguistik – Impulse und Tendenzen 44). Berlin, New York: de Gruyter, 115–174.

Felder, Ekkehard (2013): Linguistische Diskursanalyse im Forschungsnetzwerk Sprache und Wissen. In: Viehöver, Willy, Keller, Reiner & Schneider, Werner (eds.): Diskurs, Sprache, Wissen. Interdisziplinäre Beiträge zum Verhältnis von Sprache und Wissen in der Diskursforschung. Wiesbaden: Springer, 167–197.

Foucault, Michel (1973): Archäologie des Wissens. Frankfurt am Main: Suhrkamp.

Frings, Matthias (2000): Gemischte Botschaften. Der Umgang der deutschen Printmedien mit dem Thema AIDS. In: Marcus, Ulrich (ed.): Glück gehabt? Zwei Jahrzehnte AIDS in Deutschland. Berlin, Wien: Blackwell, 238–261.

Hardie, Andrew (2012): CQPWeb – combining power, flexibility and usability in a corpus analysis tool. In: International Journal of Corpus Linguistics 17/3, 380–409.

Hübner, Eberhard (1987): Inszenierung einer Krankheit. Die AIDS-Berichterstattung im 'Spiegel'. In: Sigusch, Volkmar (ed.): AIDS als Risiko. Über den gesellschaftlichen Umgang mit einer Krankheit. Hamburg: Konkret Literatur Verlag, 218–233.

Jann, Nina (in diesem Band): Das neue AIDS? Die Diskursivierung von HIV und AIDS im SPIEGEL von 1996–2013.

Kilgarriff, Adam (2007): Comparing corpora. In: Teubert, Wolfgang & Krishnamurthy, Ramesh (eds.): Corpus Linguistics. Critical Concepts in Linguistics. Vol. II. London: Routledge, 232–263.

Künzler, Matthias (2013): Leitmedien. In: Bentele, Günter, Brosius, Hans-Bernd & Jarren, Ottfried: Lexikon Kommunikations- und Medienwissenschaft. Wiesbaden: Springer.

Liebert, Wolf-Andreas (1996): Die transdiskursive Vorstellungswelt zum AIDSvirus. Heterogenität und Einheit von Textsorten im Übergang von Fachlichkeit und Nichtfachlichkeit. In: Kalverkämper, Hartwig & Baumann, Klaus-Dieter (eds.): Fachliche Textsorten. Komponenten – Relationen – Strategien. (Forum für Fachsprachen-Forschung 25). Tübingen: Narr, 789–811.

McEnery, Tony (2016): Keywords. In: Baker, Paul & McEnery, Tony (eds.): Corpora and Discourse Studies. Integrating Discourse and Corpora. (Routledge Advances in Language and Linguistics), 20–32.

McEnery, Tony, Xiao, Richard & Tono, Yukio (2006): Corpus-based language studies. An advanced resource book. London, New York: Routledge.

Naumann, Bernd (2012): Einführung in die Wortbildungslehre des Deutschen. Tübingen: Niemeyer.

Reisigl, Martin & Warnke, Ingo H. (2013): Diskurslinguistik im Spannungsfeld von Deskription, Präskription und Kritik. Eine Einleitung. In: Meinhof, Ulrike Hanna, Reisigl, Martin & Warnke, Ingo H. (eds.): Diskurslinguistik im Spannungsfeld von Deskription und Kritik. (Diskursmuster – Discourse Patterns 1). Berlin, Boston: de Gruyter, 7–35.

Robert Koch-Institut (2014): Schätzung der Prävalenz und Inzidenz von HIV-Infektionen in Deutschland. In: Epidemiologisches Bulletin 14(44), 429–440.

Schleswig-Holsteinischer Landtag (1988): Bericht des parlamentarischen Untersuchungsausschusses zur Aufklärung von eventuell rechtswidrigen Handlungen und Unterlassungen des Ministerpräsidenten Dr. Barschel, der Mitglieder, Mitarbeiter und Helfer der Landesregierung gegen zum 11. Landtag kandidierende Parteien und ihre Repräsentanten, Drucksache 11/66, Kiel: Schleswig-Holsteinischer Landtag.

Schmid, Helmut (1994): Probabilistic part-of-speech tagging using Decision Trees. In: Proceedings of the International Conference on New Methods in Language Processing. Manchester: UMIST, 44–49.

Schröder, Jens (2013): Print-Analyse: der typische Spiegel-Leser. In: http://meedia.de/2013/01/15/print-analyse-der-typische-spiegel-leser/, 27.04.2017.

Spitzmüller, Jürgen & Warnke, Ingo (2011a): Diskurslinguistik. Eine Einführung in Theorien und Methoden der transtextuellen Sprachanalyse. Berlin: de Gruyter.

Spitzmüller, Jürgen & Warnke, Ingo (2011b): Discourse as a 'linguistic object': methodical and methodological delimitations. In: Critical Discourse Studies 8/2, 75–94.

Stackelbeck, Nina (2009): Verharmlosung oder Provokation? Die HIV/AIDS-Berichterstattung in 'Der Spiegel' und 'Stern' 1990–2006. (Medizinkommunikation 3). Berlin: Lit.

Steinhauer, Anja (2001): Von 'Azubi' bis 'Zivi', von 'ARD' bis 'ZDF', Kurzwörter im Deutschen. In: Der Sprachdienst 45/1, 1–14.

Stubbs, Michael (2010): Three concepts of keywords. In: Bondi, Marina & Scott, Mike (eds.): Keyness in texts. Amsterdam, Philadelphia: John Benjamins, 21–42.

Stürmer, Stefanie & Salewski, Christel (2009): Chronische Krankheit als Stigma: Das Beispiel HIV/AIDS. In: Beelmann, Andreas & Jonas, Kai J. (eds.): Diskriminierung und Toleranz. Psychologische Grundlagen und Anwendungsperspektiven. Wiesbaden: VS-Verlag, 263–281.

Tognini-Bonelli, Elena (2001): Corpus linguistics at work. Amsterdam: John Benjamins.

UNAIDS (2015): Terminology Guidelines. In: http://www.unmbox{AIDS}. org/sites/default/files/media_asset/2015_terminology_guidelines_en.pdf, 27.04.2017.

Vernezza, Pietro, Hirschel, Bernard, Bernasconi, Enos & Flepp, Markus (2008): HIV-infizierte Menschen ohne andere STD sind unter wirksamer antiretroviraler Therapie sexuell nicht infektiös. In: Schweizerische Ärztezeitung 89/5, 165–169.

Wright, Michael T. & Rosenbrock, Rolf (2012): AIDS – Zur Normalisierung einer Infektionskrankheit. In: Albrecht, Günther & Groenemeyer, Axel (eds.): Handbuch Soziale Probleme. 2., überarbeitete Auflage. Wiesbaden: VS Verlag für Sozialwissenschaften, 195–218.

# DIE LITERARISIERUNG VON HIV/AIDS: WIDERSTANDSSTRATEGIEN GEGEN DIE STIGMATISIERUNG UND AUSGRENZUNG VON HIV/AIDS-BETROFFENEN IN DEUTSCHEN AIDS-AUTOBIOGRAPHIEN

Anu PANDE

## 1 EINLEITUNG

Die literarische Darstellung von Krankheit ist kein neues Phänomen. Die Unterscheidung zwischen gesund und krank hat es in der Literatur schon immer gegeben, jedoch hat das Schreiben über AIDS als jüngstes Beispiel der Literarisierung einer Krankheit einen ganz besonderen Stellenwert. Die ersten Fälle von HIV/AIDS, einer zum Zeitpunkt des ersten Auftretens neuen und rätselhaften Krankheit, wurden Anfang der 1980er Jahren bekannt. In der Folge gab es apokalyptische Vorhersagen über eine seuchenartige Verbreitung der Krankheit, ein Szenario, das nach dem neuesten Stand der Wissenschaft in das Mittelalter gehört. Gleichzeitig wucherten mittelalterliche sowie religiös geprägte moralische Urteile über die Betroffenen, in denen AIDS als selbstverschuldete Strafe für eine Sünde, nämlich eine ‚widernatürliche‘ oder rücksichtslose Sexualität bzw. Lebensweise, betrachtet wurde.

HIV/AIDS wurde weltweit fast ausschließlich von homosexuellen Männern literarisiert, insbesondere im autobiographischen Bereich. Dies trifft auch auf die deutschen AIDS-Autobiographien zu. In diesem Beitrag werden sieben AIDS-Werke untersucht, die als repräsentativ für das Genre der AIDS-Autobiographie in Deutschland betrachtet werden können, da sie die verschiedensten Stufen in der Literarisierung von AIDS seit den Anfängen im Jahr 1987 bis zum Jahr 1997 widerspiegeln, als das letzte bedeutende AIDS-Werk veröffentlicht wurde. Die im vorliegenden Beitrag betrachteten Werke sind Josef Gabriels *Verblühender Mohn. Die letzten Monate einer Beziehung* (1987), Helmut Zanders *Der Regenbogen. Tagebuch eines AIDSkranken* (1988), Napoleon Seyfarths *Schweine müssen nackt sein. Ein Leben mit dem Tod* (1991/2000), Mario Wirz' *Es ist spät, ich kann nicht atmen. Ein nächtlicher Bericht* (1992) und *Biographie eines lebendigen Tages* (1994), Markus Commerçons *AIDS – Mein Weg ins Leben* (1994) sowie Bernd Aretz' *Notate. Aus dem Leben eines HIV-infizierten schwulen Mannes* (1997).

Die genannten Autoren begreifen sich nicht nur als HIV-positive Männer, sondern auch als Angehörige einer von AIDS betroffenen Bevölkerungsgruppe, nämlich der schwulen Gemeinschaft. Die AIDS-Autobiographien sind von der Absicht der Autoren geprägt, die Aufmerksamkeit einer unbekümmerten Gesellschaft auf die schwierige Lage eben jener Gemeinschaft zu lenken, die von HIV/AIDS dezimiert wird. Die Thematisierung des AIDS-Todes in diesen Werken – sowohl des erwarteten als auch des (mit-) erlebten – wird zum Akt der gesellschaftlichen Selbstbehauptung aufseiten einer betroffenen Gruppe, die nicht bereit ist, stillschweigend von der Bildfläche zu verschwinden. In diesem Sinne ist das autobiographische Schreiben über HIV/AIDS an sich schon ein Akt des Widerstands.

Die Autoren thematisieren in ihren Werken überdies die konkreten Nachwirkungen der HIV-Infizierung und der AIDS-Erkrankung, wie sie sie am eigenen Leib oder im Fall ihrer Freunde erfahren. Ziel dieses Beitrags ist es, anhand des untersuchten Korpus festzustellen, auf welchen Ebenen die HIV-positiven Autoren sich als entmenschlicht, stigmatisiert und ausgegrenzt sehen und wie sie sich gegen diese Entmenschlichung, Stigmatisierung und Ausgrenzung zur Wehr setzen. Zunächst werden die AIDS-Autobiographien innerhalb der Tradition der Literarisierung verschiedener Epochenkrankheiten verortet, um die Literarisierbarkeit von HIV/AIDS näher zu beleuchten. Anschließend wird sowohl auf die verschiedenen Nachwirkungen der HIV-Infizierung eingegangen, mit denen sich die Autoren in ihrem privaten und öffentlichen Leben konfrontiert sehen, als auch auf ihren Widerstand dagegen, in dessen Verlauf sie ihre Reduzierung auf den Status eines kranken Körpers bekämpfen und wieder Anspruch auf die Menschenwürde erheben, die ihnen aufgrund ihres HIV-Status häufig verweigert wird. Im Fazit werden die in dieser Einleitung dargelegten Fragestellungen und Thesen beantwortet.

## 2 DIE LITERARISIERUNG VON AIDS INNERHALB DER TRADITION DER LITERARISCHEN KRANKHEITSDARSTELLUNGEN

Das Besondere an AIDS besteht darin, dass es eigentlich gar keine Krankheit ist, sondern ein Syndrom. Ein HIV-Infizierter wiederum ist in dem Sinne ‚infiziert, aber nicht krank'; er kann viele Jahre lang mit dem Virus im Körper ‚gesund' bleiben, bevor AIDS-definierende Erkrankungen auftreten. HIV/AIDS lässt sich schwer einordnen, wenn von der herkömmlichen bipolaren Kategorisierung in Gesundheit und Krankheit ausgegangen wird, wie sie in der Literarisierung anderer Krankheiten üblich ist. Schließlich beschäftigt sich der AIDS-Diskurs nicht nur mit AIDS-Kranken, sondern auch mit HIV-Infizierten, obwohl diese augenscheinlich gesund sind.

In populärer Vorstellung verkörperte der AIDS-Betroffene zunächst ein entartetes, krankhaftes Wesen, das die von Foucault differenzierten drei Figuren des menschlichen Monsters, des Unverbesserlichen und des kleinen Onanisten in sich vereinte (cf. 2003, 55–63) und daher nicht schlicht als Kranker, sondern vielmehr als eine Mischung aus sexuellem Monster und monströsem Individuum wahrgenommen wurde. Damit wurden das Monströse und der HIV-Positive, den die Medizin als potenzielle Gefahr ständig beobachten und im Visier behalten wollte, selbst zur Metapher der Krankheit.

In den Vereinigten Staaten wurde AIDS in den Anfangsjahren der Epidemie als *gay plague* und *gay cancer* bezeichnet. Die Gleichsetzung mit schon bekannten Krankheiten ist sicherlich als ein Versuch zu verstehen, dem neuen und rätselhaften Phänomen durch die Identifizierung mit etwas Vertrautem einen Teil seines Schreckens zu nehmen, während zugleich auf die Parallelen zu jenen beiden Krankheiten verwiesen wurde, nämlich die rasche Verbreitung im Fall der Pest und die Willkürlichkeit von Krebs.

Die AIDS-Literatur weist einige Gemeinsamkeiten mit früheren Krankheitsliteraturen auf. Wie im Falle der Syphilis hat im AIDS-Diskurs die Ansteckungsgefahr durch sexuelle Berührung eine zentrale Bedeutung. Ferner taucht das Motiv der nächtlichen Verwandlung eines Schwindsüchtigen auch in der AIDS-Literatur auf – sei es durch Fieberanfälle oder durch das Anziehen eines Lederanzugs oder einer Maske in einem Darkroom. Die in diesem Beitrag untersuchten AIDS-Autobiographien sind eindeutig als eine Weiterentwicklung der langen Tradition der Literarisierung von Krankheit zu verstehen.

## 2.1 DIE LITERARISIERBARKEIT VON KRANKHEITEN

Allerdings sind nicht alle Krankheiten literarisierbar. In der Literatur werden einerseits die physischen Krankheiten Pest, Tuberkulose, Syphilis, Cholera und Krebs sowie andererseits psychopathologische Phänomene wie Wahnsinn, Schizophrenie, Drogen- und Alkoholsucht sowie Depressionen behandelt, Letztere insbesondere seit Anfang 1970er Jahre. Beispiele der Literarisierung von Krankheiten wie der Grippe, dem Herzinfarkt oder der Zuckerkrankheit findet man demgegenüber eher selten. Eine Erklärung hierfür bietet der Rückgriff auf den Begriff der Epochenkrankheiten (cf. Degler & Kohlross 2006): Als Epochenkrankheiten gelten Krankheiten, die entweder einen epidemischen Charakter aufweisen oder als Folge des Zivilisationsprozesses auftreten. Krankheiten werden als Epochenkrankheiten bezeichnet,

weil sie in interpretativen Akten dazu gemacht werden. Und als ‚Epochenkrankheiten' befallen sie einzelne Körper oder Subjekte nur, weil diese an einem allgemeinen, sie übergreifenden Deutungsgeschehen partizipieren. Dadurch wird das Urteil, es handele sich in diesem oder jenem Fall um eine Epochenkrankheit, mit einem zeitlichen Index versehen: was zu bestimmten Zeitpunkten als Krankheit einer Epoche gilt, muss zu anderen Zeiten nicht mehr als eine solche gelten; was für eine bestimmte Epoche eine typische Krankheit ist, wird dies in der Regel für keine andere Epoche sein. (Degler & Kohlross 2006, 18)

Für Susan Sontag sind schließlich diejenigen Krankheiten literarisierbar, aus denen sich Metaphern ableiten lassen. Sie stellt des Weiteren fest, dass moralischen Urteilen über Krankheiten oft ästhetische Urteile zugrunde liegen. Jeder Kranke wird im Allgemeinen als Leidender wahrgenommen, aber das größte Entsetzen erregen Krankheiten, die den Betroffenen auch entmenschlichen (cf. Sontag 2002, 130–132). Dementsprechend werden Krankheiten wie Cholera, Polio, Leprose, Syphilis, Krebs und auch AIDS literarisiert, weil sie nicht nur als tödlich gelten, sondern auch den Körper in etwas Fremdes verwandeln.

## 2.2 AIDS ALS NEUE EPOCHENKRANKHEIT

In den Anfangsjahren wird AIDS von den Betroffenen als eine ungerechte und unnatürliche Heimsuchung wahrgenommen (cf. Chambers 2004, 302). Die tödliche Krankheit scheint meistens junge Männer in Industrieländern zu befallen, das heißt in Gesellschaften, die sich das Sterben von Menschen im jungen Alter längst abgewöhnt haben. Ferner gehören die meisten Betroffenen zu Bevölkerungsgruppen, die ohnehin stigmatisiert werden und gesellschaftlicher Feindseligkeit ausgesetzt sind (Homosexuelle, Drogensüchtige und Prostituierte). Des Weiteren wird die Epidemie zunächst vom Staat und dem öffentlichen Gesundheitswesen verleugnet, weshalb dringend nötige Maßnahmen im Kampf gegen die Ausbreitung von AIDS lange nicht umgesetzt werden. Zugleich bleibt die Solidaritätserklärung aufseiten derjenigen aus, die sich als Nicht-Betroffene betrachten.

Ausgehend von der Willkürlichkeit der Krankheit sowie der ausbleibenden Unterstützung durch den Staat und die Gesellschaft in den Anfangsjahren bezeichnet Chambers (2004, 253) die AIDS-Epidemie als "an epidemic [...] of wrongness". Die Ungerechtigkeit besteht darin, dass sich von AIDS Betroffene infolge der in der Bevölkerung weitverbreiteten AIDS-Phobie sowie des politischen Desinteresses häufig als stigmatisiert und ausgestoßen sehen. Ihrer Angst vor der Krankheit und ihrer Wut über die auf der HIV-Infizierung beruhende gesellschaftliche Ausgrenzung verleihen einige AIDS-Betroffene in Gestalt ihrer AIDS-Werke Ausdruck.

Als Epochenkrankheit ist AIDS eine typische Erscheinung des Globalisierungszeitalters. Im Gegensatz zu bisherigen Epidemien ist AIDS nicht geographisch auf ein bestimmtes Gebiet begrenzt, sondern bricht überall aus. In dieser Hinsicht lässt sich HIV mit einer anderen viralen Erscheinungsform, nämlich dem Computervirus vergleichen, der sich ebenfalls weltweit manifestiert. Demgegenüber ist das Phänomen der Literarisierung von HIV/AIDS zeitlich auf die 1980er und 1990er Jahre begrenzt. Die literarische Darstellung von HIV/AIDS kommt in den späten 1990er Jahren zum Erliegen, als die Entwicklung und Verfügbarkeit wirksamerer Medikamente und Therapien dazu führen, dass die HIV-Infizierung von den Be-

troffenen nicht mehr mit einem Todesurteil gleichgesetzt wird. Anstatt des
AIDS-Todes steht seitdem das Leben mit HIV/AIDS im Mittelpunkt des
AIDS-Diskurses; AIDS stellt keine Grenzerfahrung mehr dar, die der Lite-
rarisierung bedarf.

## 3 DER WIDERSTAND DER AIDS-AUTOBIOGRAPHEN GEGEN DIE STIGMATISIERUNG UND AUSGRENZUNG VON AIDS-BETROFFENEN

Das Leben des Ich-Erzählers kann in allen AIDS-Werken in zwei Phasen
unterteilt werden: einerseits in das Leben vor der Kenntnis über die vorliegende HIV-Infektion und andererseits in die Reaktion des Ich-Erzählers
nach der Bekanntgabe des positiven HIV-Testergebnisses. In der ersten
Phase beschäftigen sich die meisten Autoren mit ihrer Homosexualität und
ihrem Coming-out, während sie sich in der zweiten Phase mit ihrer eigenen
HIV-Infizierung sowie der AIDS-Erkrankung und dem Tod ihrer Partner
und Freunde auseinandersetzen.

In der zweiten Phase beginnt der Erzähler, sich auf verschiedenen Ebenen gegen die Verwüstungen, die AIDS in seinem Leben anrichtet, zur
Wehr zu setzen. Die AIDS-Erfahrung wird als eine Grenzerfahrung auf-
gefasst, die den Erzähler auf unterschiedliche Weise von seinem Ich und
seinen Mitmenschen entfremdet. Im Zentrum dieses Widerstands steht der
Schreibprozess, der es ihm ermöglicht, sich an der Schwelle zum Tod sein
ihm entfremdetes Leben wieder anzueignen. Der Widerstand vollzieht sich
dabei auf verschiedenen Ebenen, wie im Folgenden genauer ausgeführt
wird.

### 3.1 WIDERSTAND GEGEN DIE REDUZIERUNG AUF DIE ROLLE ALS AIDS-PATIENT: DIE ERFINDUNG EINER NEUEN IDENTITÄT

Über die Unterscheidung zwischen erzählendem und erzähltem Ich hinausgehend erfinden die AIDS-Autoren eine neue Identität, da das Phänomen
AIDS ihnen ihr normales, bisheriges Ich entzieht. Der AIDS-Erzähler entwickelt einen Doppelgänger, der im autobiographischen Raum überleben
und seine sich durch das Fortschreiten der Infektion ständig ändernde Lebensrealität mit einbeziehen kann. Dafür wählen die einzelnen Autoren unterschiedliche Strategien.

### 3.1.1 DIE ENTZWEIUNG DES ICHS: VOM PATIENTEN-ICH ZUM SCHREIBENDEN-ICH

Sehr oft vollzieht sich in den autobiographischen AIDS-Werken eine Entzweiung des Ichs. Der Unterschied zwischen den beiden Ichs besteht darin, wie sie mit ihrem gemeinsamen Schicksal zurechtkommen. Während sich das Patienten-Ich dem Schicksal fügt und allmählich auf den Tod einstellt, bekämpft das Schreibende-Ich das Schicksal und genießt ein neues freies Leben. Ferner hält das Patienten-Ich an der Verleugnung seiner HIV-Infizierung und am Schweigen darüber fest und versucht, die Zeichen des Verfalls vor der Umwelt geheim zu halten. Der Ich-Erzähler Commerçon und sein Partner Wolfgang in *AIDS – Mein Weg ins Leben* (1994) verstecken beispielsweise zu Hause alle Bücher über AIDS und ihre Medikamente, damit kein Besucher ihr Geheimnis erraten kann. Beim Arztbesuch werden sie immer wieder aufs Neue von der Angst ergriffen, dort auf Bekannte zu treffen, die in der zufälligen Begegnung auf der AIDS-Station des Krankenhauses ihr Geheimnis erraten könnten.

Das Schreibende-Ich bevorzugt demgegenüber ein *going-public* und lässt keine Gelegenheit aus, offen über seine Infizierung zu reden, sei es im Rahmen von Aufklärungsarbeit oder um die Wahrheit zu enthüllen. In diesem Sinne tritt derselbe Commerçon, nachdem er sich gegen die Weiterführung des Versteckspiels entschieden hat, als HIV-Positiver im Fernsehen auf. Er literarisiert seine AIDS-Erfahrung autobiographisch, was als Teil seines Selbstenthüllungsprojekts zu verstehen ist. Das von ihm veröffentlichte AIDS-Werk beweist das Fortbestehen seines Schreibenden-Ichs. Das Gleiche gilt auch für die anderen in diesem Beitrag untersuchten Autoren, deren Werke die Tatsache bezeugen, dass das Schreibende-Ich im Kampf gegen das Patienten-Ich die Oberhand gewinnt.

Noch deutlicher als bei Commerçon teilt der Ich-Erzähler Wirz sein Ich in seinen beiden AIDS-Werken in zwei Teile. In *Es ist spät, ich kann nicht atmen* (1992) distanziert sich das gegenwärtige, selbstbewusste Mario-Ich des Erzählers von seinem vergangenen, traumatisierten und leidenden Volker-Ich, das vom sich erinnernden Ich-Erzähler als "Heulsuse", "Mimose", "weich und zimperlich" und "Sensibelchen" (ibid., 31) bezeichnet wird. Demgegenüber ist das Mario-Ich "stark und selbstbewusst", weckt „Bewunderung" und wird „von allen geliebt" (ibid., 31).

Auch in Wirz' *Biographie eines lebendigen Tages* (1994) unterscheidet der Ich-Erzähler als Langzeitüberlebender zwischen zwei Ichs: dem Zimmer-Ich und dem Draußen-Ich, die seiner privaten und öffentlichen Identität entsprechen. Das Zimmer-Ich verkörpert das einsame Virusträger-Ich des Erzählers, das seinen Mitmenschen aus dem Weg geht und „lebensmüde" (ibid., 20) und „todesgeil" (ibid., 20) ist. Das Draußen-Ich ist „[d]er dichtende Virusträger in der Öffentlichkeit" (ibid., 64), ein AIDS-Literat, der Bücher schreibt und zu Lesungen fährt, dabei jedoch seinen Erfolg immer in Frage stellt: „Ich ernte einen Erfolg, den ich mir noch nicht verdient habe. Schon zu Lebzeiten nasche ich von dem kleinen Ruhm, der meinem Tod geweiht ist" (ibid., 12). Ferner gibt er zu, dass er sich „wie ein Betrüger [fühlt], wie jemand, der sein Versprechen nicht hält" (ibid., 13). Dennoch ermöglicht ihm die Erfindung seines Draußen-Ichs, sich „gegen den kleinen Kosmos [s]eines Virusträger-Ichs" zu wehren und sich „ein bisschen Welt [zu schaffen], die über den Rand [s]einer Kaffeetasse hinausgeht" (ibid., 21).

An einer weiteren Stelle wird ebenfalls eine klare Unterscheidung zwischen dem vergangenen, leidenden Ich und dem neuen, freien Ich gezogen: Auf das vergangene Ich wird in der dritten Person und auf das neue Ich in der ersten Person referiert: „Alles ist offen, alles ist möglich. Den, der sich seit sieben Jahren in seinem Unglück eingerichtet hat, werde Ich hinter mir lassen. Ich werde noch einmal alles wagen. Ich bin frei" (ibid., 9).

### 3.1.2 VON ‚ICH' ZU ‚WIR': DIE ERFINDUNG EINER GEMEINSCHAFTSIDENTITÄT

Manche Autoren distanzieren sich von ihrem leidenden Ich, indem sie ihre Ich-Erzähler bisweilen das Pronomen ‚wir' benutzen lassen. Das damit hervorgerufene Wir-Gefühl entspricht in gewissem Sinne der Aneignung einer neuen Identität. Der Ich-Erzähler in Aretz' *Notate* meint etwa: „Wir wissen, dass viele der Probleme sich relativieren, wenn nach einiger Zeit der Blick wieder für das Leben statt für den Tod frei wird" (Aretz 1997, 63). Er äußert sich so als Mitglied einer AIDS-betroffenen Gemeinschaft und nicht mehr als einzelner HIV-Positiver. Auch Zander (1988) lässt ein Gemeinschaftsgefühl durchblicken, wenn er AIDS als eine kollektive Erfahrung beschreibt und zum kollektiven Handeln aufruft: „Wir erfahren täglich, dass die Medizin nur lindern, uns aber nicht wirklich helfen kann. Nun ist es an uns, Wege für HIV-Infizierte zu finden, die das Leben erträglicher gestalten" (ibid., 246). Mittels dieses Perspektivenwechsels wird betont, dass es nicht mehr um ein hilfloses Individuum geht, das sich angesichts einer Katastrophe geschlagen gibt. Stattdessen begreifen sich die genannten AIDS-Autoren als Angehörige einer Gemeinschaft von AIDS-Betroffenen; das Zugehörigkeitsgefühl ermutigt sie, gegen ihre eigenen Schwächen sowie die Diskriminierung Widerstand zu leisten und die Initiative zu ergreifen, ihr Leben mit AIDS besser zu gestalten.

### 3.1.3 DER HIV-INFIZIERTE SCHRIFTSTELLER ALS AUSERWÄHLTER

Die Distanzierung des Ich-Erzählers von seinem bisherigen Ich vollzieht sich in jedem der untersuchten AIDS-Werke nach einer Blutuntersuchung, obwohl dies pathologisch nicht dem Moment der Infektion entspricht. Doch erst mit der Kenntnis über die HIV-Infizierung wird dem Ich-Erzähler seine Außenseiterrolle bewusst. Dieses Bewusstsein geht oft mit einem gewissen Narzissmus und einer Megalomanie einher. Das neue Ich des Erzählers Wirz (1994) erkennt beispielsweise seine Überlegenheit und interpretiert seine HIV-Infektion als eine Chance, ein freies Leben zu führen, ohne sich wie die anderen mit den banalen Seiten des Lebens beschäftigen zu müssen. Darüber hinaus führt ihn sein HIV-Positivsein zum Schreiben. Paradoxerweise reduziert das Virus den Menschen auf die Rolle eines Patienten, ermöglicht ihm jedoch zugleich, stolz über seine Lebensgeschichte zu schreiben:

Das Virus ist ein Stern, der auch die Tage erleuchtet, mir die Augen öffnet inmitten der Blinden. Mich immun macht gegen Banalität und Feigheit. In meinem Kopfkino bin ich ein Held, gefeit gegen die schreckliche Vernunft der Sparsamen, ich kann lieben und leben ohne Netz. Brauche keine Sicherheiten und keine Garantien. [ ... ] In meinem Kopfkino bin ich einer, der aufwacht, bereit, in der Umarmung des Todes das Leben zu lernen. Aus meinem Schoß springt ein wildes Kind, das nichts und niemand zähmen wird. In seinem Feuer brennen die Dompteure und ihr Alphabet der Angst. Alles verbrennt in seinen Flammen, von A wie Anpassung bis Z wie Zensur. Aus der Asche steige ich, aufbrausend und zornig,

ein AIDSinfizierter, ein Außenseiter, ein ‚schräger Vogel', aber einer, der sich mit
jeder Feder stolz schreibt. (ibid., 44–45)

Wie der Ich-Erzähler bei Wirz, so berichtet auch der Ich-Erzähler in Seyfarths *Schweine müssen nackt sein* (1991/2000) von seinem Überlegenheits-
gefühl, und zwar unmittelbar nachdem er sein positives Testergebnis erhält.
Er geht in eine Schwulen-Kneipe und fühlt sich den anderen Gästen sofort
überlegen. Er will ihnen sein HIV-Infiziertsein bekannt geben und ihnen
vorleben, wie er trotz des Todesurteils sein Leben erhobenen Hauptes wei-
terführt:

Aber sie hätten nicht nachvollziehen können, was in mir vorging. Sie hätten mir
auf die Schulter geklopft. Hätten mir ein Bier ausgegeben und gesagt, es würde
schon werden. Ich fühlte mich ihnen haushoch überlegen. Und diese Überlegenheit
erzeugte in mir eine große Gelassenheit. (ibid., 195)

Ihre HIV-Infektion bildet für die Autoren Wirz und Seyfarth in den oben
genannten Beispielen die Grundlage ihrer neuen Identität, auf die sie stolz
sind. Sie stellen ihr HIV-Infiziertsein offen als Nachweis dar, dass sie zu
einer exklusiven Gemeinschaft von Auserwählten gehören.

Mittels der selbst erwählten, schizophrenen Aufspaltung des eigenen
Ichs und der Erfindung einer neuen Identität wehren sich die AIDS-Autoren gegen die Zerstörung, die AIDS in ihrem Leben anrichtet. Sie streben
eine Neugestaltung sowohl ihres Selbst- als auch ihres Fremdbilds an. Einige lehnen die Rolle leidender Patienten ab und rücken ihre Identität als
selbstbewusste Autoren in den Vordergrund. Andere geben die Rolle als
einzelne AIDS-Betroffene auf und erfinden sich als Zugehörige einer Gemeinschaft neu, während wieder andere ihre HIV-Infektion positiv deuten
und sich als Auserwählte und nicht als Todeskandidaten begreifen.

## 3.2 WIDERSTAND GEGEN DIE AIDS-PHOBIE: DIE DEZENTRALISIERUNG VON HIV/AIDS IN DER ERZÄHLUNG

In allen in diesem Beitrag untersuchten AIDS-Werken entwickeln die
AIDS-Autoren ein kompliziertes Netz an Nebenhandlungen, die eine nach
der anderen in den Vordergrund rücken. Mit der großen Vielfalt an Hand-
lungssträngen versuchen die Autoren einerseits, die Grenzen ihrer literarischen Werke zu erweitern, um deren enge, egozentrische und krankheitsbe-

sessene Perspektive aufzubrechen. Andererseits trägt die Dezentralisierung von HIV/AIDS in den Werken dazu bei, dass die Krankheit anders als in den Darstellungen HIV/AIDS-phobischer Pressemeldungen nicht wie eine Katastrophe erscheint, sondern als eines von vielen Ereignissen im Leben des Ich-Erzählers zutage tritt. Die AIDS-Autoren bekämpfen die gängige Auffassung von AIDS als Todesurteil, indem sie ihre HIV-Infektion in ihre Lebensgeschichte aufnehmen. Dadurch nehmen sie ihr nicht zuletzt auch einen Teil ihres Schreckens.

### 3.2.1 Die HIV-Infizierung als Katalysator in einer Liebesgeschichte

In *Es ist spät, ich kann nicht atmen* (1992) thematisiert Wirz neben seiner HIV-Infektion auch den Verrat seines Liebhabers Jan, der ihn wegen eines jüngeren Mannes verlässt. Im Buch *Biographie eines lebendigen Tages* (1994) erzählt er ebenfalls vom Verrat seines Partners Arthur, der sich von ihm trennt, um eine neue Beziehung mit einem reichen und erfolgreichen Liebhaber zu beginnen: „Die Sterblichkeit des Lebendigen hat Arthur bedroht, vor der Lebendigkeit des Sterblichen ist er geflohen, als Toter werde ich seiner bedingungslosen Liebe sicher sein. Aber ich sterbe nicht" (ibid., 50). In beiden Werken bildet die gescheiterte Liebesbeziehung nicht nur einen der Handlungsstränge, sie scheint vielmehr im Mittelpunkt des Werks zu stehen. HIV/AIDS wird demgegenüber eher als Trennungskatalysator dargestellt.

Als Katalysator fungiert die HIV-Infektion des Ich-Erzählers in einer weiteren Nebenhandlung. In *Biographie eines lebendigen Tages* erzählt Wirz von der makabren Anziehungskraft, die er wegen seines HIV-Infiziertseins auf seine Brieffreundin Vera auszuüben scheint. Vera ist eine heterosexuelle Frau, die sich eine Liebesbeziehung mit dem HIV-positiven schwulen Ich-Erzähler wünscht. Zunächst bildet Vera für den Ich-Erzähler sein „weibliches alter ego", ein „vertrautes, schwesterliches Ich" (Wirz 1994, 81). Im Laufe der Zeit ändert sich dieser Eindruck, und zwar in dem Moment, als Vera beginnt, den Tod zu romantisieren und sich der Gefahr einer Ansteckung aussetzen zu wollen. Vera „erfindet einen todgeweihten Liebhaber, einen Geliebten in Todesgefahr, den sie retten wird" (ibid., 54), während sich der Ich-Erzähler von ihren Ansprüchen, die er nicht befriedigen kann, gequält, erpresst und bedroht fühlt.

### 3.2.2 DARSTELLUNG VON HIV/AIDS ALS NUR EINER DER ASPEKTE DES LEBENS

In Gabriels *Verblühender Mohn: die letzten Monate einer Beziehung* (1987) begleitet der Ich-Erzähler seinen sterbenden Partner Manuel nach Mexiko. Auch in diesem Werk wird das Thema HIV/AIDS mithilfe von mehreren Nebensträngen dezentralisiert. Neben Manuels Symptomen und seiner Behandlung wird beispielsweise auch von einem Erdbeben berichtet, das die Stadt einschließlich des Krankenhauses zerstört. Des Weiteren handelt das Werk von den alternativen Therapien, mit denen Manuels Mutter ihrem Sohn eine Heilung verspricht. Ferner thematisiert der Ich-Erzähler die Unterschiede zwischen Mexiko und Deutschland hinsichtlich des Lebensstandards, der Kranken- und Gesundheitspflege sowie der Kultur. Darüber hinaus beschäftigt sich die Erzählung zu einem erheblichen Maß mit der sprachlichen Isolierung des Ich-Erzählers in dem ihm fremden Land, die ihn dazu bewegt, ein Tagebuch zu führen, um sich überhaupt äußern zu können.

Der Autor Commerçon erzählt nicht nur von HIV/AIDS, sondern auch von seiner zerrütteten Kindheit in einer gestörten Familie, seiner ersten großen Liebesbeziehung zu Wolfgang und seinem beruflichen Werdegang. Eine ähnliche Dezentralisierungsstrategie nutzt Aretz in *Notate*, wo sich der Ich-Erzähler fortdauernd mit seiner Arbeit als Notar und seiner Beziehung zu seinem Partner Jörg auseinandersetzt. Auf einer weiteren Erzählebene diskutiert er mehrere Schriftsteller und ihre Werke einschließlich seiner eigenen, die keinen Bezug zum Thema HIV/AIDS haben.

### 3.2.3 HIV/AIDS ALS EINER DER BESTANDTEILE EINER AUSSENSEITER-IDENTITÄT

Am auffälligsten wird HIV/AIDS von Seyfarth dezentralisiert, der von Aretz in seinem Werk erwähnt und gelobt wird. In *Schweine müssen nackt sein* beschäftigt sich der Ich-Erzähler bildungsromanartig mit seinen vielfältigen Lebenserfahrungen als Homosexueller. Er berichtet von seinem Einstieg in die unterschiedlichsten Sexualpraktiken, erwähnt die für ihn bedeutendsten Liebhaber, von denen er etwas Wichtiges gelernt hat, und schildert seine Erlebnisse sowohl in SM-Clubs als auch in schwulen Aktionsgruppen in unterschiedlichen Städten. Überdies setzt er sich mit seinen gestörten familiären Verhältnissen auseinander und schildert seine Entwicklung von einem verworrenen Jungen, der vorgibt, sich für Mädchen zu interessieren, zu einem selbstbewussten, aufgeschlossenen und stolzen schwulen Mann. In erster Linie dreht sich das Werk jedoch um die Entfaltung der Persönlichkeit eines Außenseiters, für den die HIV-Infizierung nur den letzten Schritt zum Außenseitertum darstellt.

Die Dezentralisierung von HIV/AIDS durch die Einführung mehrerer Nebenhandlungen in den genannten AIDS-Werken führt in gewissem Sinne zu einer Normalisierung von HIV/AIDS. Anstatt auf den bevorstehenden AIDS-Tod fixiert zu sein, stellen die AIDS-Autoren das Leben mit HIV/AIDS in den Mittelpunkt ihrer Erzählung. Bei einigen Autoren wie Seyfarth und Wirz, die sich in vielerlei Hinsicht als Außenseiter wahrnehmen, erscheint die HIV-Infizierung als letzter und bedeutendster, aber keineswegs als einziger oder zentraler Schritt in ihrem individuellen Selbstverwirklichungsprojekt.

### 3.3 Widerstand gegen die Ausgrenzung durch die Familie: die Erfindung einer neuen Familie

Ein weiteres auffallendes Merkmal der AIDS-Autobiographien ist die Verleugnung jeder Art von Bindung an die Familie. Fast alle AIDS-Autoren geben zu, dass sie aufgrund ihrer Homosexualität sowie des HIV-Infiziertseins von der eigenen Familie entfremdet sind. Als der Ich-Erzähler in Josef Gabriels *Verblühender Mohn* seinen Eltern mitteilt, er sei schwul, habe einen HIV-infizierten Liebhaber und könne auch selbst HIV-positiv sein, machen sie ihm Vorwürfe und zeigen kein Verständnis dafür, dass er seinen Partner Manuel nach Mexiko begleiten will. Commerçon berichtet in *AIDS – Mein Weg ins Leben* davon, dass er anstatt liebevoller Unterstützung nur vorwurfsvolle, verurteilende und ablehnende Reaktionen seitens der Familie erhält, als er seinen Eltern zuerst seine Homosexualität und später seine HIV-Infizierung mitteilt. In *Notate* betrachtet Aretz' Familie sein Schwulsein als eine Krankheit, und zwar eine Erbkrankheit, da der Bruder seines

Großvaters auch schwul gewesen war. Ferner betrachten sie Aretz' Homosexualität als eine Aberration, ähnlich der Hasenscharte seines Bruders.

Der Ich-Erzähler in Seyfarths *Schweine müssen nackt sein* verbringt seine Kindheit unter großem Anpassungsdruck mit mehreren homophoben Tanten und Onkeln bei den Großeltern. Ähnliches erlebt der Ich-Erzähler in Wirz' *Es ist spät, ich kann nicht atmen*, der als illegitimes Kind in einer Kleinstadt bei seiner Mutter aufwächst, die ihn immer wieder ermahnt, sich den gesellschaftlichen Normen anzupassen. In Wirz' zweitem AIDS-Werk *Biographie eines lebendigen Tages* versucht der HIV-positive Ich-Erzähler, sich seiner gealterten Mutter wieder anzunähern. Der Annäherungsversuch scheitert daran, dass seine Mutter liebes- und mitleidsunfähig ist. Ferner entsteht eine makabre, auf einer verringerten Lebenserwartung basierte Konkurrenz zwischen dem Ich-Erzähler und seiner Mutter. Die Mutter benimmt sich so, als ob zwischen ihr und ihrem HIV-positiven Sohn eine Rivalität bestünde, da sie unter normalen Umständen zuerst sterben und ihr Sohn sie überleben würde. In der Ansteckung mit einem todbringenden Virus und der daraus resultierenden verringerten Lebenserwartung sowie der Möglichkeit, dass er zuerst stirbt, sieht sie die Verletzung ihres uralten und traditionellen Rechts, als Elternteil vor dem Nachwuchs zu sterben (Wirz 1994, 66–67).

Die fehlende Bindung an die biologische Familie führt in den betrachteten Werken zu einer Neudefinierung des herkömmlichen Familienbegriffs und zur Erfindung einer neuen Wahlfamilie, die aus dem Partner und gut vertrauten HIV-positiven Freunden und Bekannten aus der AIDS-Szene besteht. In dieser neuen Familie sind die Familienmitglieder durch ihre HIV-Infektion sowie ihre gemeinsame Ausgrenzungserfahrung miteinander verbunden. In fast allen AIDS-Werken kommen Krankenhausszenen vor, in denen ein an AIDS Sterbender seinen letzten Atem holt, umgeben von Mitgliedern dieser neuen Familie, die ihn trösten und in den Tod begleiten.

Die biologische Familie des Sterbenden bildet angesichts ihrer Abwesenheit einen starken Gegensatz dazu. Wenn sie überhaupt vorkommt, spielt sie eine eher negative Rolle. Die Anwesenheit der Familienmitglieder am Sterbebett scheint die Harmonie zu stören, wie die Darstellung von Wolfgangs Tod in Commerçons *AIDS – Mein Weg ins Leben* zeigt. Der Ich-Erzähler merkt an, dass er die Anwesenheit vom Vater seines Partners im Krankenhaus „eher als störend" empfindet, denn dieser fragt den Ich-Erzähler immer wieder, „wie lange ,es' wohl noch dauern würde" (1994, 124). Ferner berichtet er von Erbstreitereien mit Wolfgangs Familie nach dessen Tod.

Ein weiteres Beispiel findet sich in der Beschreibung von Teufels Tod in Aretz' *Notate* (1997). Teufel will in Anwesenheit seiner Freunde und Liebhaber sterben. Mit seiner „doch so fremden Herkunftsfamilie, die mit Prügel und Missachtung aus dem ungeliebten Kind einen Mann machen wollte" (ibid., 172), will er nichts mehr zu tun haben. Daher verschiebt er den Besuch seiner Mutter so lange wie möglich, denn er befürchtet, dass sie versuchen würde, ihn sogar am Sterbebett davon zu überzeugen, dass sein Lebensweg falsch war (ibid., 172). Wenn andere Familienmitglieder zu Besuch kommen, „unterhalten sie sich [rücksichtslos] über das Ausweiden erlegter Tiere" (ibid., 173). Ferner stellt Aretz fest, dass Teufels „letzte Woche von Auseinandersetzungen mit seiner Mutter überschattet [war], die nicht akzeptieren konnte, dass Teufel sein Sterben mit seiner Wahlfamilie leben wollte" (ibid., 175). Sie zeigt keinerlei Verständnis für die Wünsche ihres Sohns, der bis zuletzt autonom bleiben will, sondern äußert feste Vorstellungen davon, wie ein Sterbender und seine Begleiter sich zu benehmen hätten. Die von ihr als einzig anerkannte Lebensordnung möchte sie um jeden Preis aufrechterhalten, während Teufels Wahlfamilie vor allem damit befasst ist, „ihm einen würdigen, bewussten und letztendlich von ihm auch gewünschten Tod zu ermöglichen" (ibid., 175).

Auch in Zanders *Der Regenbogen* (1988) wird die Ausgrenzung eines HIV-Positiven von seiner Familie beschrieben. Der Ich-Erzähler kritisiert die Eltern seines Freundes Rainer, die sich weigern, den sterbenden Sohn im Krankenhaus zu besuchen, weil sie mit ihm und seiner Krankheit nichts zu tun haben wollten (ibid., 101–102). Rainer stirbt ohne seine Eltern, umgeben von Freunden, die ihn nicht allein lassen und nicht versuchen, „ihn mit falscher Betulichkeit zu bedrängen" (ibid., 100).

Häufig versucht die Familie, die Todesursache zu verschleiern. Seyfarth (1991/2000) erzählt beispielsweise von Reinholds Mutter, die sich weigert, ihn im Krankenhaus zu besuchen, weil sie Angst vor einer Ansteckung hat. Nach seinem Tod gibt die Familie bekannt, dass er an einem Herzinfarkt gestorben sei (ibid., 205–206).

In der Ablehnung ihrer sterbenden Freunde durch deren Familien sehen die ebenfalls HIV-positiven Ich-Erzähler die Reaktionen ihrer eigenen Familien voraus und wollen diese folglich aus ihrem Leben ausschließen. Die meisten AIDS-Autoren scheinen vom Wunsch, den diskriminierenden Blicken ihrer Familien zu entgehen, fast besessen zu sein, denn diese stellen auf einer intimeren Ebene die feindlichen Blicke der Gesellschaft dar, die sie in ihrer letzten und schwierigsten Lebensphase um jeden Preis vermeiden wollen.

Während sich die Familien in den meisten Werken entweder vom Sterbenden fernhalten oder mit übertriebener Besorgtheit, banalen Bemerkungen oder deutlicher Verleugnung auf den AIDS-Tod ihres Familienmitglieds reagieren, interpretieren Freunde und andere HIV-infizierte Bekannte den AIDS-Tod als eine zweite Geburt. Ein Beispiel hierfür stellt die Szene an Alex' Sterbebett in *Schweine müssen nackt sein* dar, als Seyfarth zum Sterbenden sagt: „Tja, Alex, Du hast eine Geburt vor Dir, und dass es keine allzu schwierige Geburt wird, dafür sind zwei Hebammen anwesend" (Seyfarth 1991/2000, 256).

Der Tod eines an AIDS erkrankten Freundes wird von den HIV-positiven Mitgliedern seiner Wahlfamilie auf deren eigene Art und Weise gefeiert, während die biologische Familie des Sterbenden überwiegend Scham empfindet und versucht, die tatsächliche Todesursache zu verheimlichen. Der Ausschluss der biologischen Familie von der Sterbebegleitung und die Entscheidung zugunsten der Wahlfamilie sind vor diesem Hintergrund als eine Art des Widerstands gegen traditionelle familiäre Werte seitens der Autoren und ihrer Freunde zu interpretieren.

### 3.4 WIDERSTAND GEGEN DIE HIERARCHIE IN DER MEDIZIN: DIE ENTWICKLUNG EINER NEUEN KOMPLIZENSCHAFT MIT DER MEDIZIN

AIDS-Erfahrungen sind in erster Linie Erfahrungen mit der Medizin sowie mit Ärzten und Krankenhäusern, wo Krankheit als eine Abweichung von der gesunden Norm wahrgenommen wird. Eine klare, eindeutige Hierarchie zugunsten des Arztes regelt jede Beziehung zwischen Arzt und Patienten. Der Arzt besitzt das Wissen und daher auch die Macht. Der Patient sieht sich auf den Status eines kranken Körpers reduziert und dem Arzt untergeordnet. Ist die Krankheit ansteckend, ruft der Kranke Angst hervor und wird als potenzielle Gefahr angesehen. Auch gegen diese Hierarchie im medizinischen Bereich leisten die im vorliegenden Beitrag betrachteten AIDS-Autoren Widerstand. Dabei prangern sie nicht einfach die unpersönliche Herangehensweise der Ärzte und des Krankenhauspersonals an. Sie stellen vielmehr die Ambivalenz ihrer Beziehung als HIV-Positive gegenüber der Medizin dar. Diese Beziehung verläuft über vier Phasen, die im Folgenden kurz dargestellt werden.

### 3.4.1 ERFAHRUNGEN MIT HIERARCHIEN IN DER MEDIZIN

In der ersten Phase sehen die Ich-Erzähler aller AIDS-Werke in Berichten über die letzten Tage ihres Partners oder ihrer Freunde die zunehmende Medikalisierung ihres eigenen Lebens sowie ihren Tod voraus; der eigene Tod wird im Sterben eines Anderen widergespiegelt. Wirz zieht beispielsweise einen Zusammenhang zwischen seinem Tod und dem Tod von Bekannten:

AIDSbesessenheit in meinen Schlafsümpfen, in die ich wehrlos falle, die Tode derer zu sterben, die schon gestorben sind. [ ... ] In meinen Träumen probt mein Tod seinen Auftritt, ein Verwandlungskünstler, der kein Plagiat scheut, um mich zu quälen, in meinen Träumen vereinigen sich die vielen Tode der anderen, um meinen Tod zu zeugen. (Wirz 1994, 28)

Der Ich-Erzähler als Hinterbliebener überlebt zwar den Tod seiner Freunde, sieht aber in ihrem Sterben hilf- und schonungslos seinen eigenen Tod voraus. Er muss ihrem Sterben zusehen und erlebt zugleich seinen eigenen, fast identischen Sterbeprozess.

Während Wirz die Erkrankung und den darauffolgenden Tod von Freunden schildert, dreht sich Gabriels Buch um die Erkrankung und den Sterbeprozess seines Partners Manuel. Der Ich-Erzähler macht dabei auch auf die Inkompetenz des Arztes in Mexiko aufmerksam, der aufgrund derselben Symptome zunächst behauptet, Manuel *scheine* AIDS zu haben, um wenig später zu äußern, er *könnte* AIDS haben, und schließlich feststellt, dass Manuel tatsächlich nur Krebs und kein AIDS hat.

Auch Commerçon (1994) legt den Schwerpunkt seines Werkes auf die AIDS-Erkrankung und das Sterben seines Partners Wolfgang. Er behauptet, dass diese zu erleben für ihn „in Anbetracht der Tatsache, dadurch [s]einen

eigenen Leidensweg vorgezeichnet zu sehen", eine „ungeheure Doppelbe-
lastung" sei (ibid., 117). Aretz (1997) erzählt hauptsächlich von den Leiden
und dem Tod seines Partners Jörg, obwohl er auch den Tod seiner Freunde
Alexander, Teufel und Fritz erwähnt, die seinem eigenen Ende vorausge-
hen. Und auch Zander thematisiert die AIDS-Erkrankung und den darauffolgenden Tod seiner Freunde Rainer, Gerd und Peter.

Seyfarth (1991/2000) beschreibt in *Schweine müssen nackt sein* eine
Krankenhausszene kurz vor dem Tod seines Freundes Alex, die als eine
Probe seines eigenen Todes figuriert und in der er zugleich auf die von der
Medizin vorgenommene Reduzierung eines Menschen auf einen Patienten
hinweist: Der sterbende Alex will Kontakt zum Boden haben und schafft
es nur mit großer Mühe, die Bettdecke wegzuwerfen und seinen Fuß auf
eben diesen zu stellen. Gleich darauf kommen die Krankenschwestern in
den Raum und legen seinen Fuß wieder aufs Bett und die Decke wieder
über ihn, denn ein Patient habe im Krankenhaus ordentlich in seinem Bett
zu liegen:

Sie können nicht dulden, dass du entblößt im Bett liegst. Die Routine ordnet an,
dass Sterbende ordentlich gebettet zu sein haben. Ich muss deine Hand los- und
den Raum verlassen. Ich komme zurück und sehe dich ordentlich aufgebahrt [ ... ]
Der Krankenhausalltag hat dich deines Bodenkontaktes beraubt. Dein linkes Bein
liegt wieder ordnungsgemäß im Bett. Es ist zum Heulen. (ibid., 259)

Im betrachteten Ausschnitt ist der HIV-positive Ich-Erzähler nicht nur um
seines Freundes willen tief ergriffen. Vielmehr sieht er in Alex' Autono-
mieverlust seine eigene künftige Krankenhauserfahrung voraus.

### 3.4.2 DIE MEDIKALISIERUNG DES EIGENEN LEBENS: KRITIK AN DEN ÄRZTEN

In der zweiten Phase erleben die Ich-Erzähler die Medikalisierung ihres eigenen Lebens. Während dieser Phase begegnen sie einigen Ärzten, die nicht
viel über AIDS wissen und daher entweder verunsichert sind oder über alle
Maßen autoritär auftreten. Dem Autor Zander (1988) kommt beispielsweise sein Arzt „verändert [und] innerlich furchtbar angespannt" vor, als er
dem Ich-Erzähler das Ergebnis seines HIV-Tests mitteilt (ibid., 9). Er wirkt
nicht mehr wie eine „verschlossene Autorität im weißen Kittel", weil er

wenig von der neuen Krankheit versteht (ibid., 9). Anstatt jedoch seine Unsicherheit einzugestehen, versteckt sich der Arzt hinter wissenschaftlichen Erkenntnissen und einem medizinischen Fachjargon. An anderer Stelle übt der Ich-Erzähler Kritik an den Beschwichtigungsversuchen vieler Ärzte, die seine frühen Müdigkeitserscheinungen falsch diagnostiziert haben:

> Da saßen sie alle, uninformiert über AIDS, obwohl die Krankheit schon durch die Presse ging. Da blickten sie arrogant vor sich hin, nasal im Ton ihres Vortrags. Sie verschanzten sich hinter ihrem Schreibtisch, bauten Sicherheitsbarrieren um sich auf, ohne den Patienten wirklich wahrzunehmen. (ibid., 18)

In Aretz' *Notate* (1997) sieht sich der Ich-Erzähler von seinem Arzt verraten, und zwar zunächst, als er mit einer Hepatitis-Infektion im Krankenhaus liegt und der Arzt ihn belügt, indem er die Ernsthaftigkeit seines Zustandes vor ihm verheimlicht, sowie im weiteren Verlauf, als der Arzt Aretz' Freund die Wahrheit sagt, während er den Patienten selbst im Ungewissen lässt. Dieser doppelte Verrat vermittelt dem Ich-Erzähler den Eindruck, dass er von der Schulmedizin nicht mehr als handlungsfähiger Mensch betrachtet wird, und markiert den Beginn von Aretz' Konfrontation mit der Medizin (ibid., 100). Aretz übt scharfe Kritik an der Unaufrichtigkeit mancher Ärzte, die ausgehend von ihrer eigenen, oft verleugneten Hilflosigkeit falsche Hoffnungen erzeugen, die früher oder später zum Scheitern verurteilt sind (ibid., 47).

Die Ärzte in den untersuchten AIDS-Werken sehen angesichts der Unheilbarkeit der neuen Krankheit jedoch nicht nur ihre Macht gegenüber den Patienten gefährdet. Häufig haben sie darüber hinaus auch Angst, sich selbst anzustecken. So beschreibt beispielsweise Aretz (1997) seine erfolglosen Versuche, einen Zahnarzt zu finden, der sich nicht vor einem HIV-positiven Patienten fürchtet (ibid., 73). Der Ich-Erzähler in Zanders Buch erlebt Ähnliches mit seiner Zahnärztin, die ihm in einem Brief mitteilt, er könne nicht mehr in ihrer Praxis behandelt werden, weil die Helferinnen Angst vor einer Ansteckung mit HIV hätten (cf. Zander 1988, 120). Und auch Commerçon (1994) macht entsprechende Erfahrungen mit Ärzten, nachdem er offen über seine Krankheit gesprochen hat.

Die Weigerung der Ärzte, die HIV-positiven Ich-Erzähler zu behandeln, geht mehrheitlich auf ihr Unwissen über die neue Krankheit zurück. Die

Unvereinbarkeit dieser neuen Unsicherheit mit ihrem bisherigen Bild als allmächtige Ärzte bringt sie dazu, den AIDS-Patienten als Gegner und Herausforderer zu betrachten. Sie verhalten sich zunehmend autoritär, um ihre eigene Angst und Unkenntnis zu kaschieren.

In Josef Gabriels *Verblühender Mohn* (1987) befiehlt beispielsweise ein Arzt dem Ich-Erzähler eines Tages im Krankenhaus in Mexiko, einen Kittel sowie Mundschutz und Gummihandschuhe zu tragen, als er seinen Freund Manuel besuchen will. Der Ich-Erzähler versucht den Arzt von der Nutzlosigkeit solcher Sicherheitsmaßnahmen zu überzeugen, bis dieser schließlich wütend wird: „So ist es hier eben, und wenn es Manuel nicht passt, kann er das Hospital ja verlassen" (ibid., 65). Ein weiteres Beispiel für das autoritäre Verhalten von Ärzten findet sich in Zanders *Der Regenbogen*: (1988): Der Ich-Erzähler muss den Notarzt rufen, als er allein zu Hause ist und einen schlimmen Hustenanfall erleidet. Der Notarzt hat keine Geduld mit dem Ich-Erzähler, dem es nicht gelingt, sich klar auszudrücken. Er verabreicht ihm ohne jegliche Erklärung eine Spritze und geht schnell wieder weg. Das Verhalten des Arztes schockiert den Ich-Erzähler; er bezeichnet es als „kriminelle[n] Akt" (ibid., 90).

Das Krankenhaus erscheint den Ich-Erzählern häufig wie eine Folterkammer, in welcher der Patient erniedrigt wird. Seine Darstellung als furchterregender Ort wird insbesondere in den folgenden Sätzen aus Wirz' *Es ist spät, ich kann nicht atmen* (1992) deutlich, die beim Lesen eher das Bild eines Gefängnisses oder eines Todeslagers als das eines Ortes der Heilung und Hoffnung hervorrufen:

In meinem Kopf die braungetäfelte Stille auf der AIDSstation im Auguste-Viktoria-Krankenhaus. Station B. Dickholzige Türen, die jeden Schrei schluckten. Fettes, qualliges Schweigen hängt über dem Flur, die unheimliche Ruhe des Unabänderlichen. Ghetto des Todes. Hier endet jede Hoffnung. (ibid., 69)

Zander (1988, 63–64) schreibt, dass das Krankenhaus die Menschen krank macht, und Seyfarth (1991/2000, 197–198) vergleicht es mit einem Ghetto, dessen einziger Zweck darin besteht, die Kranken zu isolieren, um den Gesunden ihren Anblick zu ersparen.

### 3.4.3 WIDERSTAND GEGEN DIE SCHULMEDIZIN: DIE ABLEHNUNG MEDIZINISCHER VERSORGUNG

In der dritten Phase, der Widerstandsphase, lehnen die Ich-Erzähler eine Reihe von Untersuchungen und Behandlungen ab. Commerçon (1994, 156) weist beispielsweise die von Ärzten verschriebenen Medikamente zurück, die in der damaligen Zeit allen HIV-Positiven prophylaktisch verordnet wurden, obwohl sie bis dato niemandem geholfen zu haben scheinen. Auch Aretz äußert seinen Entschluss, entgegen der ärztlichen Empfehlung kein AZT einzunehmen, solange er nicht richtig krank ist, denn es stellt für ihn bloß ein „hoch wirksame[s] Therapeutikum gegen die Ohnmachtsgefühle der Ärzte" dar (Aretz 1997, 47). Sein schwerkranker Freund Teufel weigert sich im letzten Stadium seiner Erkrankung, ins Krankenhaus zu gehen, was ebenfalls als Akt des Widerstands interpretiert werden kann. Kurz vor dem Tod will Teufel lieber in seinem eigenen Bett liegen und sich von einem anderen Mann liebkosen lassen (ibid., 170). Statt medizinischer Hilfe zur Linderung seiner Leiden und Erleichterung seines Sterbens bevorzugt er ein letztes Ausleben seiner Sexualität und erotischen Leidenschaft.

In Gabriels Buch *Verblühender Mohn* (1988) entscheiden sich der Ich-Erzähler und sein kranker Partner Manuel gegen die Schulmedizin in Deutschland und für die Gebete und alternativen Therapien, die ihnen von Manuels Mutter in Mexiko angeboten werden. Manuel verlässt entgegen der ärztlichen Empfehlung das kalte und sachliche Krankenhaus in Deutschland und reist zu seiner Familie nach Hause. Und auch der Ich-Erzähler in Zanders Buch entlässt sich unmittelbar nach seiner zweiten Pneumocystis-Pneumonie-Erkrankung selbst gegen den ärztlichen Rat aus dem Krankenhaus. Dabei äußert er den „sehnlichste[n] Wunsch", nie mehr im Krankenhaus zu landen (ibid., 104).

Mit ihrer Ablehnung ärztlicher Eingriffe versuchen die AIDS-Autoren, ihre eigene Unabhängigkeit zurückzugewinnen. Ihnen wird klar, dass die sie behandelnden Ärzte mithilfe der übertrieben disziplinierenden Maßnahmen eher ihr eigenes Unwissen und ihre Hilflosigkeit vor den Patienten zu verbergen versuchen. Indem sie die Rolle des allwissenden Arztes spielen, wollen sie ihre Patienten davon überzeugen, dass sie die Lage beherrschen. Den Autoren ist jedoch bewusst, dass sie mit den Ärzten gleichge-

stellt sind. Sie versuchen, ihre Ärzte zu provozieren, um sie davon zu überzeugen, dass auch sie von AIDS betroffen sind. So fordert beispielsweise
der Ich-Erzähler in Zanders *Der Regenbogen* (1988) seinen Arzt heraus. Er
proklamiert seine Gleichberechtigung mit diesem und widerlegt zugleich
die Hierarchie in der Arzt-Patient-Beziehung.

‚Auch wenn Sie Zweifel haben, wie es um mich steht‘, habe ich ihm heute morgen
gesagt, ‚will ich dennoch wissen, was Sie für wahrscheinlich halten. Vergessen Sie
nicht: Ich bin heute so gut informiert, dass mein Wissensstand über den Verlauf
meiner Krankheit mit dem Ihren vergleichbar ist.‘ (ibid., 94)

Der AIDS-Patient wird im Krankenhaus in der Regel nicht als Individuum wahrgenommen, sondern bloß als Bestandteil AIDS-bezogener Zahlen
und Daten. Sein Wert als Patient hängt von der Zahl der T-Helferzellen in
seinem Blut ab.[1] Diese unpersönliche, fast mathematisch präzise Herangehensweise sowie einige Krankenhausregeln lehnen die Ich-Erzähler grundsätzlich ab. In der dritten Phase der Arzt-Patient-Beziehung treffen sie ihre
eigenen Entscheidungen, anstatt diese dem Arzt zu überlassen. Trotz des
Rauchverbots rauchen sie im Wartezimmer des Arztes sowie im Krankenhaus. Der Ich-Erzähler in *Verblühender Mohn* (1987) begleitet den sterbenden Manuel nach Mexiko, obwohl die deutschen Ärzte ihm vom Verlassen des Krankenhauses sowie der langen Reise abraten. Der Ich-Erzähler
in Seyfarths *Schweine müssen nackt sein* besucht einen sterbenden Freund
im Krankenhaus, der nackt im Bett liegen muss. Der Ich-Erzähler zieht
daraufhin ebenfalls seine Kleidung aus, um gegen die vom Krankenhaus
festgesetzte Unterscheidung zwischen Patient und Nicht-Patient, zwischen
gesund und krank, zwischen normal und abnorm zu protestieren (cf. Seyfarth 1991/2000, 201).
    Die größte und bedeutendste Subversion besteht jedoch in der Aneig-
nung des ärztlichen Blicks durch den Patienten. In der Medizin ist tradi-
tionell der Arzt die aktive Instanz, die den Patienten beobachtet und unter-

---

[1]     Die T-Helferzellen sind Zellen des Immunsystems, die für die Erkennung von Antige-
nen zuständig sind. Bestimmte T-Helferzellen werden vom HI-Virus befallen und als
Ort der Virusvermehrung genutzt. In späten Krankheitsphasen kommt es zu einer starken Abnahme dieses Zelltyps, weshalb die Anzahl dieser Zellen bei HIV-Infizierten als
Messgröße für die Krankheitsaktivität gilt.

sucht, um eine Diagnose stellen zu können. Die Macht des Arztes und seine höhere hierarchische Stellung basieren auf dieser Herangehensweise, während der Patient zum passiven pathologischen Objekt reduziert wird. Als die Ich-Erzähler beginnen, die ärztliche Untersuchung ihres Körpers zu beobachten und sie zu dokumentieren, fangen sie auch an, sich die Macht des Arztes anzueignen. Während sie den ärztlichen Blick auf ihrem Körper beobachten und einen Bericht über diese Untersuchung schreiben, werden sie zum Subjekt, das eine ärztliche Untersuchung beschreibt und zu einer Diagnose kommt. Der untersuchende Arzt sieht sich während dieses Prozesses zum beobachteten Objekt degradiert, denn in den AIDS-Werken werden nicht nur die ärztliche Untersuchung des Patienten, sondern auch der Arzt selbst beschrieben.

Im traditionellen Sinne wird klar zwischen klinischer Objektivität und literarischer Subjektivität unterschieden. In der Literarisierung von AIDS kann diese Unterscheidung als überholt gelten, da die AIDS-Autoren die Sprache der Medizin verwenden, um ihrer medizinischen AIDS-Erfahrung literarischen Ausdruck zu verleihen. In den in diesem Beitrag untersuchten AIDS-Autobiographien thematisieren die Autoren beispielsweise typische HIV-assoziierte Krankheiten wie Toxoplasmose, Kaposi-Sarkom, Hirnatrophie, geschwollene Lymphknoten, PCP, AIDS-Demenz-Komplex und Zytomegalovirus sowie Medikamente wie AZT, Retrovir und DDI und deren Nebenwirkungen. Die Aneignung dieses hauptsächlich von Ärzten benutzten medizinischen Fachjargons deuten die AIDS-Autoren häufig als Machtdemonstration. In ihren Werken entziehen sie dem Arzt nicht nur das exklusive Recht, den Patienten zu untersuchen und zu diagnostizieren, sondern erheben zudem Anspruch auf seine Sprache. Als Teil ihres Widerstandes erlernen die Ich-Erzähler die medizinische Fachsprache, damit sie als gleichberechtigte Verhandlungspartner ihre Behandlung mit ihrem Arzt besprechen können. Zugleich ermöglicht ihnen die Aneignung des medizinischen Fachjargons eine Distanzierung von ihrer AIDS-Erfahrung.

### 3.4.4 DIE ENTSTEHUNG EINER NEUEN KOMPLIZENSCHAFT MIT DEN ÄRZTEN

In der vierten Phase entsteht eine neue Beziehung zur Schulmedizin. Die Ich-Erzähler beginnen, Verständnis für die Hilflosigkeit ihrer Ärzte aufzu-

bringen. Beide Seiten haben zu Beginn der Beziehung eine Verleugnungs-
phase erlebt: Der Arzt wollte seine Machtlosigkeit nicht anerkennen, während der AIDS-Patient seine Krankheit zunächst nicht akzeptieren konnte.
In der vierten Phase empfinden beide Seiten schließlich Mitleid für die jeweils andere, denn nun begreifen sie sich gegenseitig als AIDS-Betroffene.
Neben den Arzt, der Mitleid für den Patienten empfindet, tritt ein Patient,
der seinen Arzt ebenfalls als mitleiderregend betrachtet. Der Ich-Erzähler
in Seyfarths *Schweine müssen nackt sein* (1991/2000) beschreibt diese neu-
artige Beziehung zu seinem Arzt, den er nach der Mitteilung des positiven
Testergebnisses trösten muss:

> Er schaute mich so mitleidig an wie der Dackel von Tante Sophie in meiner Kind-
> heit. Ich musste lachen. Ich tröstete den Arzt: ‚Ich habe es schon gewusst.‘ Ich
> nahm ihm die Angst, indem ich ihm sagte, er möge sich nichts daraus machen. Er
> war völlig verwirrt, der Arme. (ibid., 193)

Dasselbe Mitleid mit seinem Arzt zeigt auch Wirz (1992, 18), als er sich gegen alternative Therapien entscheidet und sich stattdessen entschließt, sich
„auf die Hilflosigkeit [s]eines Arztes zu verlassen" (1992, 18). Auch Zander (1988, 104) erkennt die Ratlosigkeit seines Arztes an und gibt zu, dass
er ihm „in seiner Überforderung leid [tat]". Die gemeinsame Hilflosigkeit
ermöglicht es den Patienten, eine neue Komplizenschaft mit ihren Ärzten
einzugehen.

Bei Aretz (1997) finden sich schließlich einige Beispiele für Begegnungen mit hilfsbereiten und kompetenten Ärzten und einem verständnis-
vollem Krankenhauspersonal. Aretz zeigt, wie in einigen wenigen Fällen
die Ärzte bereit sind, ihre führende Position aufzugeben und den Behand-
lungsverlauf mit dem Patienten zu verhandeln. Außerdem erwähnt er, wie
die Ärzte seinen Kampf um Aschenbecher auf den Fluren des Krankenhauses unterstützen, und hält diesbezüglich fest: „Es sind dies die kleinen Dinge, die zeigen, dass man nicht nur als Forschungsobjekt von Interesse ist"
(ibid., 149). Solche Begegnungen tragen dazu bei, dass der Ich-Erzähler die
traumatischen Erlebnisse seiner anfänglichen Begegnungen mit der Medizin überwindet.

Die AIDS-Autoren eignen sich den Blick und den Fachjargon der Ärzte
an und leisten damit zum einen Widerstand gegen die Hierarchien im Me-

dizinbetrieb. Zum anderen laden sie dadurch jedoch auch die Ärzte dazu ein, sie als gleichberechtigte Verhandlungspartner bezüglich ihrer Therapie anzuerkennen. Sie zeigen ihre Bereitschaft, eine neue Komplizenschaft mit ihnen einzugehen. In einigen Fällen zeigen sich die Ärzte der Situation gewachsen.

### 3.5 Widerstand gegen die Entsexualisierung des HIV-Positiven: die Zurückgewinnung der Sexualität

Die meisten AIDS-Autoren schildern ihre Versuche, die verlorengegangene Sexualität zurückzugewinnen, zum Teil sogar während eines Aufenthalts im Krankenhaus; das sexuelle Begehren stellt für sie ein Zeichen der Lebendigkeit dar. Der Geschlechtstrieb ist im traditionellen Sinne nur im Rahmen von Gesundheit und Normalität vorstellbar. Der eigene Körper, den die Ich-Erzähler immer als Quelle von sexuellem Vergnügen wahrgenommen haben, wird nach dem Auftreten von AIDS auf seine potenzielle Ansteckungsgefahr reduziert.

Der Autor Zander (1988) bezeichnet beispielsweise seinen eigenen Körper nach dem positiven HIV-Testergebnis als eine „vergiftete Maschine" (ibid., 66). Ferner meint er, dass AIDS seine Lust „getötet" habe (ibid., 85). Während er sich vor dem Test in seinem Körper immer wohl gefühlt hat, beginnt er nach dem Test, ihn zu hassen. Dieser Hass ist so durchdringend, dass er nicht mehr fähig ist, Freunde zu umarmen, obwohl er weiß, dass er dadurch niemanden anstecken kann. Später kehrt er zur Sexualität zurück, zunächst jedoch nur passiv durch voyeuristische Phantasien, die er beim Betrachten von Pornofilmen erlebt. Seine erneute Lust auf Pornofilme bewertet der Ich-Erzähler als „Zeichen der Genesung, auch als Andeutung, wieder eine normale Beziehung zu [s]einem Körper aufnehmen zu können" (1988, 71). Die Safer-Sex-Praktiken, die für ihn als HIV-Positiven obligatorisch sind, empfindet er als Störfaktor, da sie seiner Meinung nach der Sexualität alle Spontanität und Wärme nehmen (ibid., 110).

Schlussendlich kehrt Zander mit seinem neuen und ebenfalls HIV-positiven Freund Peter zu einer vollständigen Sexualität zurück. Wie bedeutungsvoll dieses Ereignis und die Zurückgewinnung seiner Sexualität für ihn als HIV-Positiven ist, drückt der Ich-Erzähler folgendermaßen aus: „Durch die Begegnung mit Peter ist heute und gestern eine Normalität in

mein Leben eingetreten, die mich besänftigt, mir Ruhe verspricht" (ibid.,
126). Die Normalität besteht für den Ich-Erzähler darin, dass er erneut seine Sexualität ausüben kann, ohne von Schuldgefühlen geplagt zu werden;
er fühlt sich wieder wie ein Lebender.

Wie beim Ich-Erzähler in Zanders Buch geht das positive Testergebnis
auch beim Ich-Erzähler bei Aretz (1997) mit einer reduzierten Lust an Sex
einher. An einer Stelle äußert er seinen Wunsch, keine körperliche Nähe zu
anderen zu haben und lieber allein zu sein, denn „[e]inen besseren Liebhaber als denjenigen, den ich im Spiegel sehe, gibt es für mich ja doch nicht"
(ibid., 68). Sein Wunsch habe nichts mit konkreten Ablehnungserfahrungen
oder mit Selbsthass zu tun, sondern einfach damit, dass er keine Lust hat,
sich immer wieder mit den Ängsten potenzieller Partner auseinanderzuset-
zen und „wieder den erfahrenen und starken Mann darstellen zu müssen"
(ibid., 73).

Der Ich-Erzähler in Gabriels *Verblühender Mohn* (1987) leidet ebenfalls unter einem durch AIDS verursachten Mangel an Sex, allerdings auf
zweierlei Art und Weise: Einerseits verweigert sein an AIDS erkrankter
Partner Manuel, der sein sexuelles Verlangen verloren hat, ihm den Ge-
schlechtsakt. Andererseits hat der Ich-Erzähler jedoch auch selbst keine
Lust mehr auf Manuel, wenn er seine Erinnerungen an Manuels ehemals
wunderschönen Körper mit der düsteren Realität seines abgemagerten Körpers vergleicht (ibid., 87–88). Während er sich um den kranken Manuel
kümmert, ist er mehrmals versucht fremdzugehen, wird aber immer wieder
von seinem schlechten Gewissen daran gehindert. Hinzu kommt, dass der
Ich-Erzähler nach zwei HIV-Tests mit zwei unterschiedlichen Ergebnissen
noch nicht weiß, ob er wirklich HIV-positiv ist. Er gibt zu, dass er Angst
vor AIDS hat, „Angst vor der Sexualität, Angst, den Virus zu bekommen,
und Angst, den Virus weiterzugeben, falls [er] ihn doch haben sollte" (ibid.,
135). Er gesteht sich jedoch auch ein, dass er nur mit Safer-Sex, den er als
„vorsichtige[n] und entfernte[n] Sex" (ibid., 135) beschreibt, nicht befrie-
digt wäre. Stattdessen sehnt er sich nach „freiem, ungezwungenem" (ibid.,
87) und „gefährliche[m] Sex" (ibid., 135).

Auch Wirz (1994), der von seinem HIV-negativen Freund Arthur verlassen wurde, kehrt langsam zur Sexualität zurück. Zunächst genügt es ihm,
in ein Kino zu gehen und sich „in die wilden Sexszenen auf der Lein-

wand hinein[zu]mogeln, [s]eine Haut zur Erinnerung [zu] zwingen, auch an Berührungen und Spiele, die sich nur in der Phantasie verwirklichten" (ibid., 20). Mit der Zeit beginnt er dann jedoch, Ausschau nach einem HIV-positiven Mann zu halten, mit dem er alles teilen und eine freie und zärtliche Beziehung eingehen kann (ibid., 42, 44).

Die AIDS-Autoren versuchen, wieder sexuell aktiv zu werden, und leisten damit Widerstand gegen ihre Reduzierung auf einen kranken und entsexualisierten Körper und den Verlust ihrer Würde als Mensch. Obwohl die meisten Versuche, die eigene Sexualität wiederzugewinnen, an der AIDS-Realität scheitern, geben die Ich-Erzähler ihren Widerstand nicht auf. Anstatt zu resignieren, übernehmen sie wieder die Verantwortung für ihr eigenes Leben. Einen wichtigen Aspekt bildet dabei der *Bareback*-Diskurs,[2] der von vielen AIDS-Autoren als Weiterentwicklung des SM-Spiels[3] interpretiert wird. Während sie früher an SM-Spielen teilnahmen, obwohl dies die Empfindung von Schmerz beinhaltete, befürworten sie jetzt das Recht schwuler Männer, sich ungeachtet des Serostatus für eine Sexualität ohne Kondom zu entscheiden, um Spontaneität und Zärtlichkeit anstatt Misstrauen gegenüber dem Partner zu erleben (Zander 1988, 69–70). Dabei gehen sie das Risiko, sich anzustecken und an AIDS zu sterben, bewusst ein; dies geschieht in der gleichen Weise, wie sie auch SM praktizierten und sich dabei bewusst Schmerzen und Demütigungen aussetzten.

Wie in einer SM-Beziehung ist auch beim *Barebacking* der Aspekt der Einwilligung beider Parteien von zentraler Bedeutung. Der Masochist wird vom Sadisten weder betrogen noch ausgenutzt; er setzt sich freiwillig und in voller Kenntnis der Folgen seiner Entscheidung den Schmerzen und der Erniedrigung aus. Die AIDS-Autoren behaupten, dass ein HIV-negativer Mann ebenfalls das Recht hat, sich in voller Kenntnis der HIV-Infektion seines Partners gegen die Verwendung eines Kondoms zu entscheiden. Zu-

---

[2]  Als *Barebacking* wird Analverkehr ohne Kondom bezeichnet. Die *Barebackers* bestehen auf ihrem Recht, ungeschützten Analverkehr zu haben, auch wenn dies bedeutet, dass sie bewusst das Risiko einer HIV-Infektion eingehen.

[3]  Der sexuelle Sadomasochismus handelt von einem Rollenspiel, bei dem der Sadist, also der dominante Partner oder der Meister in der Beziehung, dem Masochisten oder dem Sklaven Schmerzen zufügt oder ihn demütigt, was Letzterem Lust und Befriedigung verschafft.

gleich hat der Sadist seine eigenen Grenzen, die der Masochist beachten muss. Der Autor Aretz deutet beispielsweise auf diese Grenzen hin, wenn er seine Begegnung mit einem Mann schildert, der von ihm erwartete, dass er die Meisterrolle in der SM-Beziehung in vollem Umfang spielt, während Aretz (1997, 34) selbst trotz seiner Meisterrolle nicht körperlich brutal sein will.

Für Aretz bedeuten Kondome einen „Eingriff in die Sexualität" (ibid., 55). Er befürwortet eine freie Ausübung der Sexualität sowohl in einer SM-Beziehung als auch zwischen Männern, die nicht serokonkordant sind. In beiden Fällen kommt es darauf an, wie die beiden Partner die Bedingungen und die Grenzen ihrer Beziehung aushandeln. Aretz meint, dass es die Sache des Meisters ist, sich zu versichern, dass die Wünsche und Grenzen beider Partner beachtet werden, denn er hat die Macht in der Beziehung und daher auch den größeren Teil der Verantwortung. Dies trifft auch auf den HIV-positiven Geschlechtspartner zu, der gegenüber seinem HIV-negativen Partner eine größere Verantwortung trägt.

## 3.6 SCHREIBEN ALS WIDERSTAND GEGEN DEN TOD

Schreiben über AIDS ist auch Schreiben über den Tod. Die Grenzerfahrung AIDS führt dazu, dass die Grenzen zwischen Leben und Tod verschmelzen; das Sterben und das Schreiben ereignen sich parallel: „Während AIDS den Körper beim Schreiben zerstört, schreibt die Immunschwäche gleichzeitig einen neuen Text" (Martin 1995, 47). Das Leiden eines sterbenden Freundes und schließlich sein Tod repräsentieren für den jeweiligen Erzähler sein eigenes Schicksal, das früher oder später unweigerlich zu seinem Tod führt; er erlebt seinen eigenen Tod, bevor er tatsächlich stirbt.

In den AIDS-Autobiographien häufen sich an vielen Stellen Nominalsätze, die auf das rasende Tempo deuten, mit dem die Autoren im Wettlauf mit der Zeit ihre Geschichte erzählen. Die hohe Geschwindigkeit wird durch den zunehmenden Verfall der Ich-Erzähler und ihre sinkende T-Helferzellenanzahl bestimmt. Die Ich-Erzähler äußern nicht nur mehrmals ihr Unbehagen über die schnell vergehende Zeit, sondern auch ihren Wunsch, möglichst viele Bücher innerhalb der ihnen verbleibenden Zeit zu schreiben. Wirz (1994) bereut beispielsweise die Tatsache, dass seine Zeit nach dem Ausbruch von AIDS „launenhaft" und „unberechenbar" geworden sei:

Vergangene Zeit, vergehende Zeit, tanzende Punkte vor meinen Augen, gebieterische Zeitpunkte, die mich in ihr Tempo zwingen. Ich verteidige nicht länger meine Vorstellung von Chronologie, kümmere mich nicht darum, ob meine Zeit im Einklang ist mit dem Kalender der anderen. (ibid., 29–30)

Der nicht chronologische Erzählstil, den die meisten autobiographischen AIDS-Autoren bevorzugen, ist auch als eine Neuordnung der Zeit zu verstehen. Wirz' beide Werke bestehen beispielsweise aus Fragmenten, die nach keiner chronologischen Reihenfolge angeordnet sind.

Das Schreiben als Widerstand gegen die schnell vergehende Zeit ist zugleich auch als Widerstand gegen den Tod zu sehen. Die Ich-Erzähler versuchen, ihren Todeszeitpunkt aufzuschieben, indem sie fast ohne Atempause Wörter und Sätze aneinanderreihen. Als AIDS-Patienten müssen sie mit einem baldigen Tod rechnen, während sie sich als Autoren über Leben und Tod stehend betrachten. Manche Ich-Erzähler glauben sogar, sie würden verschont bleiben, solange sie schreiben. Wirz (1994, 40) drückt diese Überzeugung folgendermaßen aus: „Meine Schreibmaschine, sicherer Ort, ich lebe, besessen vom Glauben an die Magie der Worte, von der andächtigen Irrationalität, dass mir nichts passieren kann, solange ich schreibe".

Mit dem Schreiben über den Tod versuchen die AIDS-Autoren des Weiteren, sich mit dem Gedanken an das eigene Sterben vertraut zu machen. Sie versetzen zum einen den ihnen bevorstehenden Tod aus dem Bereich des Abstrakten in den des Konkreten, wobei das Sterben klar und deutlich thematisiert wird und dadurch an Plastizität gewinnt. Zum anderen streben sie danach, sich mit dem Tod abzufinden. Das Schreiben über den Tod fungiert als Widerstand gegen die Unfähigkeit, den AIDS-Tod in Verbindung mit dem eigenen Leben zu bringen. Der Autor Wirz bereut diese Unfähigkeit wie folgt:

Ich bin kein guter Schüler und vergesse alles, sobald ich wieder auftauche an der Oberfläche einer kleinen Normalität, die mich für eine Weile den Lebenden zurückgibt und ihrer Illusion, dass der Tod hauptsächlich andere betrifft. Ich simuliere Gedächtnisverlust und vergesse die lange Liste seiner Opfer aus meinem Freundes- und Bekanntenkreis. Wende mich ab von den vielen Gesichtern, die mir

im eigenen Spiegelbild begegnen. Ich verleugne meinen Tod und den Tod der anderen mit allen Atemzügen, die mich seit sieben Jahren langsam auf mein Ende
hinweisen. (Wirz 1994, 38)

Der AIDS-Patient leidet nicht mehr an AIDS, sobald er an AIDS stirbt.
Der Tod als Ende des bisherigen Lebens ist daher zugleich eine Erlösung
aus den AIDS-Leiden und der erste Schritt in ein neues Leben. Von manchen AIDS-Autoren wird der Tod deshalb gar nicht als etwas Furchtbares
wahrgenommen, sondern als eine Wiedergeburt (Seyfarth 1991/2000, 255–
262). Mit dieser Furchtlosigkeit leisten die Autoren auf einer weiteren Ebene Widerstand. Nicht zuletzt scheinen einige Autoren den Tod nicht ernst zu
nehmen. Sie stellen den Tod oft nicht in grauenhafter Gestalt dar, sondern
bagatellisieren ihn.

Nachdem er sein positives HIV-Testergebnis erhalten hat, fühlt sich beispielsweise der Ich-Erzähler in Seyfarths *Schweine müssen nackt sein* „als
hätte [er] gerade einen Orgasmus gehabt. [Er] war völlig entspannt. Absolut
angstfrei. Die Angst vor der Angst war weg" (Seyfarth 1991/2000, 193). Indem er die gefürchtete tödliche Krankheit AIDS wie ein sexuelles Erlebnis
beschreibt, das zum Vergnügen führt und daher wünschenswert ist, nimmt
er ihr einerseits ihren Schrecken. Andererseits macht er darauf aufmerksam,
dass in seinen sexuellen und seinen AIDS-Erfahrungen dieselben Dynami-
ken herrschen. AIDS ist in diesem Sinne kein Bruch in seinem Leben. Die
AIDS-Erkrankung gibt ihm vielmehr die Chance, die herkömmliche Di-
chotomie zwischen Schmerz und Vergnügen noch einmal zu überschreiten
und seine sexuellen Experimente auf einem anderen, radikaleren Niveau
fortzusetzen. So beschreibt er seinen bevorstehenden Tod an einer weiteren
Stelle als seinen „letzte[n], de[n] ganz große[n] Faustfick", den er in vollem
Ausmaß zu genießen gewillt ist (ibid., 195).

Auch andere AIDS-Autoren nehmen dem Tod mit ihrem unbekümmerten und sorglosen Reflektieren über das Sterben die Ernsthaftigkeit und Gefährlichkeit. Wirz (1994) reflektiert beispielsweise ironisch über den Tod
als eine Marketingstrategie und bezeichnet sein künftiges Sterben als „gute[n] Entertainer":

Jetzt schneide ich meinen großen, dunklen Tod in viele, bunte Einzelteile, auch das
kleinste Stück hat seinen Preis, Honorar für jeden Zentimeter Sterblichkeit. Der

Todesclown rudert beim Lesen wild mit Händen und Füssen, zappelt hin und her, stolpert routiniert über Bonmots und lässt zwischen betrüblichen Sätzen komische Anekdoten einleuchten [ ... ] der Tod ist ein guter Entertainer." (ibid., 24)

In manchen Werken wird die Beziehung zwischen dem AIDS-Patienten und seinem bevorstehenden Tod wie eine SM-Beziehung geschildert, in der es zwei Rollen gibt: die des Meisters und die des Sklaven. Mit der Feststellung des HIV-Infiziertseins übernimmt der bevorstehende Tod die Meisterrolle. Seyfarth begegnet zum Beispiel zufällig einem Bekannten im Krankenhaus, den er vorher als Hardcore-Sadisten in der SM-Szene kennengelernt hat. Im Krankenhaus sieht er ihn als abgemagerten, geschwächten und hilflosen Menschen, der sogar unfähig ist, alleine in sein Zimmer zurückzugehen. Der Ich-Erzähler hilft ihm, doch anstatt ihn zu bemitleiden fragt er sich, ob der ehemalige „Herrenmensch" seine neue Sklavenrolle genießt und sich auf den bevorstehenden Tod freut:

Der Herrenmensch war hilflos. Jetzt war das Virus der Meister. Er die Sklavensau. Der Meister hatte ihn gefesselt, so dass er kein Glied bewegen konnte. Er hatte ihm mit Chemotherapie alle Haare entfernt. Er hatte dem Sklaven einen Knebel in den Mund gesteckt. Was wohl jetzt unter der Glatze des Sklaven vorging? Genoss er es?" (Seyfarth 1991/2000, 224)

Als Patienten verlieren die AIDS-Autoren jegliche Kontrolle über ihr eigenes Dasein und sehen sich zum Sklaven reduziert. Um dem entgegenzuwirken, versuchen sie, die Rollen erneut zu tauschen: Sie setzen sich schreibend mit dem Sterben auseinander und gewinnen dadurch ihre Meisterrolle zurück. Das Schreiben über den Tod wird zum Widerstandsakt. Die passive Grenzerfahrung des Sterbens wird durch das Schreiben über den Tod zum Grenzexperiment umgedeutet.

## 4 Fazit

Ausgehend von der Fragestellung zu den Widerstandsstrategien in den betrachteten deutschen AIDS-Autobiographien kann zusammenfassend festgestellt werden, dass die im vorliegenden Beitrag untersuchten AIDS-Autoren nicht nur ihren Kampf gegen HIV/AIDS beschreiben, sondern auf verschiedenen Ebenen Widerstand gegen die Entmenschlichung, Stigmatisierung und Ausgrenzung leisten, die sie als AIDS-Betroffene erfahren. Die Analyse hat gezeigt, wie HIV/AIDS in den untersuchten Werken eine Grenzerfahrung darstellt, die das Leben der Autoren gefährdet und sie zugleich anspornt, ihre Geschichte zu erzählen.

Die AIDS-Autoren sehen sich mit den Grenzen ihres Ichs, ihrer Familie und ihres Körpers konfrontiert; Letzterer ist nach der HIV-Infizierung entsexualisiert, obwohl die Erzähler ihn einst als Stätte der Lust wahrnahmen. Sie problematisieren die allgemeine Auffassung von HIV/AIDS als Katastrophe, die ohne weiteres mit einem Todesurteil gleichgesetzt wird. Darüber hinaus schildern sie, wie sie im Umgang mit Ärzten und Krankenhäusern aufgrund des hierarchischen Aufbaus der Medizin auf die Rolle von Patienten reduziert werden und in der Folge ihre Autonomie verlieren. Nicht zuletzt führt die Infizierung mit dem todbringenden Virus dazu, dass sie als Sterbende die Grenze zwischen Leben und Tod hautnah erleben.

Der Widerstand der AIDS-Autoren besteht darin, dass sie die beschriebenen Grenzen überschreiten, um trotz ihrer HIV-Infizierung menschenwürdig weiterleben zu können. Sie erfinden eine neue Identität, die ihr HIV-Positivsein einbezieht. Statt als hilflos leidende AIDS-Patienten treten sie als selbstbewusste AIDS-Autoren auf, die ihre Lebensgeschichte selbst gestalten und erzählen. Einige Autoren geben ihre Identität als individuelle AIDS-Betroffene zugunsten einer kollektiven und selbstsicheren Identität als Angehörige einer Gemeinschaft von AIDS-Betroffenen auf. Andere gehen soweit, ihre HIV-Infektion als ihr persönliches Erkennungszeichen und als Merkmal für ihre Überlegenheit zu interpretieren und ihr HIV-positives Ich zum Auserwählten hochzustilisieren. Ferner distanzieren sie sich von ihren biologischen Familien, die sich ihnen gegenüber ablehnend verhalten. Sie schließen sich Wahlfamilien an, die aus HIV-Infizierten und AIDS-Betroffenen bestehen und ihnen Unterstützung bieten. Des Weiteren bekämpfen sie die zur damaligen Zeit weitverbreitete AIDS-Phobie, indem sie die HIV-Infizierung als nur einen der Aspekte ihres Lebens darstellen. Literarisch setzen sie dies durch eine Reduzierung der Infizierung auf nur einen der vielen Handlungsstränge in ihren Werken um. Die AIDS-Autoren überschreiten die Grenze zwischen dem kranken und dem sexuellen Körper, wenn sie versuchen, trotz der HIV-Infizierung ihre Sexualität neu auszuleben. Und sie leisten Widerstand gegen die herkömmlichen Machtverhältnisse in der Medizin, die ihnen angesichts der von Ärzten noch nicht verstandenen und unheilbaren Krankheit überflüssig erscheinen. Die Erzähler schildern die Entwicklung einer neuen Beziehung zu ihren Ärzten, die von der Gleichstellung beider Parteien und nicht von einer unbestrittenen Allmacht des Arztes ausgeht. Letztendlich leisten sie auch gegen den bevorstehenden Tod Widerstand. Das Schreiben hilft ihnen, sich mit dem Gedanken an das Sterben vertraut zu machen. Zugleich versuchen sie, den Tod hinauszuschieben, um über ihn schreiben zu können.

Die in diesem Beitrag diskutierten unterschiedlichen Widerstandsstrategien stellen alle letztendlich den Versuch dar, die HIV-Infektion und die AIDS-Erkrankung ins Leben zu integrieren, anstatt sie als Bruch mit dem vergangenen Leben zu betrachten. Der Autor Seyfarth zieht beispielsweise einen Vergleich zwischen seinen Erfahrungen in der schwulen Szene und seinen Krankenhauserfahrungen nach der HIV-Infizierung. Ausgehend davon hebt er die Gemeinsamkeiten zwischen seinem Leben vor und nach der HIV-Infizierung hervor. Das Krankenhaus wird von ihm als „weiße(r) Knast" bezeichnet und damit in Kontrast gesetzt zum „schwarzen Knast", einer Lederbar, in die er vor Bekanntwerden seiner Infektion häufig ging:

In diesem ‚weißen Knast' wurde der Wert der Persönlichkeit nach der Zahl der jeweiligen Helferzellen bemessen, die noch in einem Milliliter Blut waren, und nicht wie im ‚schwarzen Knast' nach der Zahl der Zentimeter, die sich in der Hose verbargen." (Seyfarth 1991/2000, 223–224)

In beiden, sich voneinander stark unterscheidenden Bereichen – nämlich dem medizinischen und dem sadomasochistischen – muss der Mensch einem numerischen Maßstab gerecht werden. Die HIV-Infizierung bildet insofern keinen Bruch im Leben des Ich-Erzählers, sondern spiegelt dessen Kontinuität wider.

Die im vorliegenden Beitrag betrachteten AIDS-Werke sind so gestaltet, dass sie ins Bewusstsein derjenigen eindringen können, die sich als Nicht-Betroffene begreifen und die schwierige Lage der AIDS-betroffenen schwulen Gemeinschaft kaum wahrnehmen. Von einigen AIDS-Autoren wie beispielsweise Wirz werden die HIV-Infizierung als persönliche Katastrophe und die daraus resultierende Selbstbehauptung als eine hauptsächlich einsame Handlung konzipiert. Die meisten AIDS-Autoren bemühen

sich jedoch erfolgreich, in ihren Werken mehrere Standpunkte zu verdeutlichen. Ihre Werke weisen nicht nur einen individuellen Zeugnischarakter
auf; sie sind darüber hinaus auch eng in eine Gruppendynamik eingebun-
den, und zwar die Dynamik einer Gruppe, die aufgrund ihrer AIDS-Erfahrung gesellschaftlich isoliert und zugleich intern zusammengeschweißt ist.
Die AIDS-Werke sind in diesem Sinne als Gemeinschaftsautobiographien
zu verstehen.

## LITERATUR

Chambers, Ross (2004): Untimely Interventions. AIDS Writing, Testimonial, and
    the Rhetoric of Haunting. Ann Arbor: The University of Michigan Press.
Degler, Frank & Kohlroß, Christian (2006): Epochen/Krankheiten. Konstellatio-
    nen von Literatur und Pathologie. St. Ingbert: Röhrig.
Foucault, Michel (2003): Abnormal. Lectures at the Collège de France 1974–1975.
    Herausgegeben von Valerio Marchetti & Antonella Salomoni und übersetzt
    von Graham Burchell. New York: Picador.
Martin, René (1995): Eine Krankheit zum Tode. AIDS in der deutschsprachigen
    Literatur. St. Ingbert: Röhrig Universitätsverlag.
Sontag, Susan (2002): Illness as Metaphor and AIDS and its Metaphors. London:
    Penguin Classics.

## KORPUS

Aretz, Bernd (1997): Notate. Aus dem Leben eines HIV-infizierten schwulen Man-
    nes. Berlin: Verlag rosa Winkel.
Commerçon, Markus (1994): AIDS – Mein Weg ins Leben. Recklinghausen: Ge-
    org Bitter Verlag.
Gabriel, Josef (1987): Verblühender Mohn. Die letzten Monate einer Beziehung.
    Frankfurt am Main: Fischer Taschenbuch Verlag.
Seyfarth, Napoleon (1991/2000): Schweine müssen nackt sein. Ein Leben mit dem
    Tod. Ungekürzte Ausgabe, Juni 1991, 3. Auflage. München: Deutscher Ta-
    schenbuch Verlag.
Wirz, Mario (1992): Es ist spät, ich kann nicht atmen. Ein nächtlicher Bericht.
    Berlin: Aufbau-Verlag.
Wirz, Mario (1994): Biographie eines lebendigen Tages. Erzählung. Berlin: Auf-
    bau Taschenbuch Verlag.
Zander, Helmut (1988): Der Regenbogen. Tagebuch eines AIDSkranken. Mün-
    chen: Knaur.

# BETWEEN IGNORANCE AND KNOWLEDGE: POSTERS AS MEDIUM IN HIV/AIDS CAMPAIGNS IN FRANCOPHONE AFRICA

Martina DRESCHER

## 1 INTRODUCTION

In Western countries, thanks to the development of antiretroviral therapies, HIV/AIDS has become a treatable chronic disease, with experts now referring to as 'new AIDS'. In contrast, more than 30 years after its first appearance, this human immunodeficiency disease still is a major public health, medical and social problem in sub-Saharan Africa. The pandemic's prevalence rate is indeed lower in the francophone countries of West and Central Africa than in the most affected Southern African countries. Yet, they are still considered to be high-prevalence countries, meaning that HIV prevalence is above 1 percent in the general public, amongst those aged 15–49.[1] To prevent new infections with the HI virus, which is predominantly transmitted through heterosexual contacts in Africa, governmental and non-governmental organisations rely primarily on health education and target-group-specific measures.[2] As a cost-effective, easy-to-produce and versatile medium, the poster is an important part of many HIV/AIDS campaigns. These are often designed in accordance with advertising strategies and follow the principles of social marketing, which include the segmentation of the target groups.

---

[1]   According to UNAIDS estimates from 2013, an average HIV prevalence of 4.3 percent can be assumed for Cameroon, 2.7 percent for Ivory Coast, 2.3 percent for Togo and 1.1 percent for Benin (cf. www.unmbox{AIDS}.org/en/regionscountries/countries, last access 13.05.2015).

[2]   Cf. Drescher (2004, 2007, 2010).

The aim of this paper is to look at HIV/AIDS posters from franco-phone sub-Saharan Africa, caught between ignorance and knowledge about the immunodeficiency disease, and to better understand their linguistic, textual and visual alignments towards specific target groups. On the one hand, posters from the international collection of anti-AIDS posters of the German Hygiene Museum Dresden (*Deutsches Hygiene Museum Dresden, DHMD*) serve as a corpus of this paper. Now having become museum ob-jects, they are inevitably available context-free or rather, are put into a new, not formerly intended context.[3] However, these posters also contain a se-ries of linguistic, visual, thematic etc. references indicating the main con-text and target audience. Therefore, a linguistic or semiotic analysis can provide conclusions on the actual recipients or – to be more exact – on the ideas the designers of these posters had of a specific target audience. On the other hand, an additional personal corpus – of a significant smaller extent – will be used, which consists of photographs documenting posters in their respective environments. Nevertheless, the crucial question regarding the impact of the posters on the extent to which their message is actually under-stood and promotes a change in the viewers' behaviour must remain open with regard to both sub-corpora. Answering this question is reserved to an empirical and primarily socio-scientific research on reception or media im-pact, which relies on other theoretical and methodological approaches.

In contrast, the semiotic complexity of the posters that generally use both linguistic and visual resources takes centre stage here. The focus is on the question of the target group orientation, which is reflected not only in the selection of culture-specific content and image motifs, but also in a linguistically appropriate orientation towards the potential recipient. In or-der to grasp this target group orientation, the concept of recipient design, which actually derives from conversation analysis, can be used: "By 're-cipient design' we refer to a multitude of respects in which the talk by a party in a conversation is constructed or designed in ways which display an orientation and sensitivity to the particular other(s) who are the copar-ticipants" (Sacks et al. 1974, 727). Of course, in its original, interactive

---

[3]   I would like to thank Susanne Roeßiger and Sylke Schäfer (DHMD) for their support in the selection, preparation and publication of the posters and Lisa Davidson for the English translation of this paper formerly published in German (Drescher 2015).

and processual understanding, recipient design can only be transferred to a limited extent to the medium poster which – due to its unidirectional, spatially and temporally delayed communication – lacks these two dimensions. However, parallels arise regarding the consideration of the potential recipient by the producer of the message. If one understands recipient design in the sense of Goodwin (1981, 166), as the "relevance of the hearer to the meaning and detailed construction of the utterance of the speaker", then the orientation towards a(n) (imagined) respondent certainly applies in particular to prevention messages conceived with their potential impact in mind. It presents itself, amongst others, in an anticipation of the interests, motives, feelings and language habits of the targeted recipient, which is reflected in the design of the message. To capture this projection of the recipient, I use the term recipient design. According to the hypothesis presented here, it can be read from the product, i.e. the message conveyed by the poster. In addition to the image motifs, the interest is primarily focused on the textual message and the extent to which its layout is in line with the linguistic and communicative practices of the targeted audience. The guiding principle here is the assumption that in an African context, orientation towards a local, endogenous norm of French is the clearest display of such a customisation of the message. Therefore, in terms of its linguistic design, it will be necessary to closely examine the importance of forms and structures that imply 'africanised' French. Due to the great linguistic dynamics in francophone sub-Saharan Africa, these are barely known. So far, phenomena on lexical and pragmatic levels (forms of address, salutations, etc.) have predominantly come into view, which are also relevant for an analysis of the posters.

The paper is structured as follows: After considering the principles of social marketing and its influence on the conception of preventive measures (chapter 2), I will briefly discuss the semiotic characteristics of posters as well as the distribution of this medium in sub-Saharan Africa (chapter 3). This is followed by information on the two sub-corpora (chapter 4), a series of case studies of selected posters (chapter 5) and a short summary (chapter 6).

## 2 PREVENTION THROUGH SOCIAL MARKETING

Prevention essentially aims to transform ignorance into knowledge, in the hope of reducing or eliminating risk factors "that may be held responsible for the worsening of disease dynamics"[4] (Hurrelmann et al 2004, 13). However, with the emphasis on knowledge transfer, it is largely ignored that other, in particular emotional and psycho-social factors must be added in order to bring about a change in behaviour (cf. Schuster 2006). Especially public campaigns are often subject to a "cognitive bias"[5] according to which "rational insight alone will cause corresponding behavioural changes"[6] (Bonfadelli & Friemel 2006, 37). Furthermore, it is debatable "regarding behavioural change how motivating information about risks really is"[7] (Hurrelmann & Leppin 2001, 13). The legitimate doubts about the effectiveness of this form of health communication, however, cannot be further established in this paper.

Generally, prevention can be done either directly or personally, as well as indirectly or via mass media. The first type pertains any form of face-to-face interaction, such as a consultation with a doctor or consultant. The second type includes all forms of mass media communication, regardless of whether they refer to print media such as newspapers and magazines, use radio, television, the Internet or posters. Education campaigns are usually broadly based, meaning that they integrate different direct and indirect forms of prevention in a media mix which – depending on the target group, the pursued intention, etc. – are bundled or complementary to each other.[8] Thus, the poster generally does not stand alone, but is part of a comprehensive strategy.

---

[4]   "die für die Verschlechterung einer Krankheitsdynamik verantwortlich gemacht werden können"

[5]   "kognitiven Bias".

[6]   "rationale Einsicht allein schon entsprechende Verhaltensänderungen nach sich ziehen werde".

[7]   "wie motivierend im Hinblick auf Verhaltensänderungen Informationen über Risiken tatsächlich sind".

[8]   While in developed countries television is regarded as the leading medium, in sub-Saharan Africa this is still the radio, which, however, as a *Nebenbeimedium* ('side media') is only partially suitable for health communication with its complex content (Fromm et al. 2011, 42).

The principles of social marketing stipulate that commercial advertising strategies are transferred to a public health purpose. Health awareness and education campaigns are therefore about "influencing health-related demands according to the rules of product dissemination and the distribution of services known from the commercial market"[9] (Hurrelmann & Leppin 2001, 15).[10] As Barley (2002, 48) notes – not without irony – the HIV/AIDS prevention is particularly influenced by this approach: "AIDS is perhaps the first disease that has to be 'marketed' globally, almost like a new product whose name and image must be made familiar and suitably profiled." However, social marketing does not reduce itself to the communicative and advertising aspect of promotion, which lies in the focus of this paper, concerned with the analysis of the posters. In fact, "techniques and strategies of commercial sales are used in the planning and implementation of social programs"[11] (Loss & Nagel 2010, 55), so that the instruments of product, pricing and distribution policy are added. The prevention message sells an immaterial product, with a material product – the condom – often being added in the HIV/AIDS context. Prevention primarily appeals to the personal responsibility of the individual. It aims to influence individual behaviour and thereby to initiate social change (cf. McDermott 2001, 164). Especially in the traditionally more collectivistic sub-Saharan Africa, this is probably a rather foreign concept, which may have an impact on the success of the campaigns.

In addition, such a message is not easily communicated towards others: "The difficulty of the product policy is that although the offered 'product' has a basic benefit [ ... ], it is often difficult to convey because the implementation of the behaviour is associated with effort or inconvenience"[12]

---

[9]  "nach den Spielregeln der Verbreitung von Produkten und Dienstleistungen, die aus dem kommerziellen Markt bekannt sind, die gesundheitsbezogene Nachfrage zu beeinflussen".

[10]  According to Fromm et al. (2011, 131) social marketing is part of a prevention campaign, which in turn is a variant of a communication campaign. A health campaign is a communication campaign restricted thematically on health.

[11]  "Techniken und Strategien der kommerziellen Absatzwirtschaft bei der Planung und Durchführung von sozialen Programmen angewandt".

[12]  "Die Schwierigkeit der Produktpolitik liegt darin, dass das angebotene 'Produkt' zwar einen Grundnutzen hat [ ... ], dieser sich allerdings häufig nur schwer vermitteln lässt,

(Loss & Nagel 2010, 56). As a part of health campaigns, posters also faced and still face this difficulty, because: "They confronted the viewer with unpleasant topics, which, furthermore, concerned their own bodies"[13] (Roeßiger 2013, 1). Posters often address existential and at the same time highly tabooed areas of human life. This is especially true for HIV/AIDS with its primary sexual transmission and its potentially fatal outcome (cf. Drescher 2008). It is therefore crucial for the success of the campaigns to have an eye on these aspects whilst designing information and persuasion strategies. Since social marketing relies on the segmentation of the target group, it is important to know their exact respective interests and needs in order to "address them as recipients of information according to their cultural, economic and educational characteristics and thus, systematically according to their motivation"[14] (Hurrelmann & Leppin 2001, 15). Hence, recipient design plays a central role. Though, the majority of international agencies and organisations that design and implement such campaigns primarily promote the cultural awareness of their messages and subordinate their linguistic design.

However, due to the complexity of the facts, linguistic processing of the message is an extremely difficult task. The information that should be 'sold' in health campaigns is subject to very different requirements, such as in the case of HIV/AIDS, an appropriate handling of tabooed areas of life that are often difficult to negotiate publicly, is necessary. In addition, health messages must be concise and easy to understand, but must not shorten excessively either. Not infrequently, however, a "multi-layered content is greatly simplified and broken down to a catchy slogan"[15] (Loss & Nagel 2010, 56). This is another reason why some health care professionals are sceptical of social marketing. There are not only doubts about its effectiveness, but also the danger of manipulation, which is inherent in persuasive

---

da die Umsetzung des Verhaltens mit Aufwand oder Unannehmlichkeiten verbunden ist".

[13] "Sie konfrontierten den Betrachter mit unangenehmen Themen, die zudem den eigenen Körper betrafen".

[14] "als Adressaten für Informationen je nach ihren kulturellen, wirtschaftlichen und Bildungsmerkmalen und damit gezielt nach ihrer Motivationslage".

[15] "ein vielschichtiger Inhalt stark vereinfacht und auf einen griffigen Slogan herunter gebrochen".

messages that go beyond mere information (cf. McDermott 2001, 165). Linking health with personal responsibility can also give the impression that those affected are responsible for their own illness (cf. Loss & Nagel 2010, 58). All this is not only a challenge for the creators of the campaigns. The prevention messages with their diverse linguistic, textual and visual parts are also suitable for a linguistic or media semiotic analysis, more so, as these texts have hardly been met with interest within the linguistic advertising research (cf. Stöckl 2011, 16). In this respect, the analysis of posters as a means of transferring knowledge opens up a new field at the interface of prevention and advertising research, which is still largely unexplored, especially with regard to sub-Saharan Africa.

## 3 MEDIUM POSTER

Posters have a persuasive-perlocutionary character: in an indirect, media-conveyed communication situation, they aim to evoke a reaction in the recipient. To investigate this – as mentioned before – is the task of empirical reception research. In contrast, for a language and media semiotic analysis it is more important that the poster, as a notice or stuck on walls, masts, etc., has its own form of distribution: "Its existence is characterised by the continuous, widely perceptible, conspicuous and suggestive, but occasionally temporary presence at a designated point in public space"[16] (Kamps 1999a, 149). Posters are designed for "strongest optical effectiveness"[17] (Kamps 1999a, 148; 1999b, 3). Their semiotic complexity, that is the linking of an image and a text to form an overall message which will be discussed in a moment, is also typical. Moreover, posters are designed for a rather quick reception, which in turn causes a compression and reduction of information to the essentials (cf. Straßner 2002, 42). Since their decoding is only allowed to take little time due to passers-by's limited ability to perceive them, posters must attract attention on the one hand and be directly under-

---

[16] "Seine Existenz wird von der kontinuierlichen, weithin wahrnehmbaren, auffälligen und suggestiven, im Einzelfall aber zeitlich begrenzten Anwesenheit an einem ausgewiesenen Punkt des öffentlichen Raums gekennzeichnet".

[17] "stärkste optische Wirksamkeit".

standable on the other hand (cf. Kamps 1999a, 151).[18] Therefore, the poster does not generally serve as "detailed information but as a brief and direct address, as a persuasion through repeated, constant confrontation. To work effectively, the poster must deliver its entire message in a very short time"[19] (Kamps 1999a, 149). In addition, the location is of key importance especially for the impact of posters in health campaigns (cf. Fromm et al. 2011, 47).

## 3.1 SEMIOTIC COMPLEXITY

Posters that only use text messages and graphic characters are most likely rare. The fundamental element of this medium is the connection of image and text to a complex overall message. Language and image, however, differ significantly in terms of their perceptual qualities. Barthes (1963/1999) has already pointed out that reading an analogue image is 'lazier' (*moins laborieux*) than the 'laborious' (*coûteux*) understanding of the text which is based on the linguistic system. Regarding the poster, Straßner (2002, 42) also emphasises the superiority of the image to the text. For its designer, it is therefore necessary to "think figuratively first"[20]. Similarly, Janich (2005) lists some advantages of the image in advertising: It functions as an eye-catcher, its contents are captured faster and are better memorised, it is well suited to convey emotional content and is ultimately accepted more easily than text messages. Stöckl (2010, 169), too, underlines the communicative advantages of iconic signs, which seem to be more immediate and "thanks to their perceptibility do not need to be re-coded in reception and understanding"[21]. This "lowers the processing workload and explains the apparent ease of viewing and understanding images"[22]. Images are rich in optical features; they are perceived simultaneously and holistically, so they can be

---

[18]  Similar to Straßner (2002: 42), who mentions 'simplicity', 'clarity' and 'memorability' as elementary demands for the poster design.

[19]  "überwiegend nicht der ausführlichen Information, sondern der knappen unmittelbaren Ansprache, der Überredung durch wiederholte, ständige Konfrontation. Um zu funktionieren, muß das Plakat seine ganze Botschaft in äußerst kurzer Zeit übermitteln".

[20]  "zuerst bildlich zu denken".

[21]  "dank ihrer Wahrnehmungsnähe in Rezeption und Verstehen nicht umkodiert werden".

[22]  "senkt den Verarbeitungsaufwand und erklärt die scheinbare Mühelosigkeit des Bildersehens und -verstehens".

read quickly and are easily remembered. In addition, they have direct access to our emotions. In semantic terms, images are characterised on the one hand by a surplus of meaning, on the other hand by "an insufficient definiteness and inherent vagueness"[23], which in turn is "favourable for controversial, delicate or taboo subjects"[24] (Stöckl 2010, 169). However, the image's semantic vagueness and openness can prove problematic, particularly in mediated, indirect communication, since the meaning of the message is worked out separately by the producer and the recipient, and feedback or reciprocal understanding are excluded. Here the linguistic parts can help to limit the image's excess of meaning or to control its interpretation.

As one of the first, Barthes (1963/1999) has dealt with the relationship of the visual and verbal information through the example of advertising posters, whereby the text fulfils two different functions in relation to the image, which Barthes describes as *ancrage* ('anchorage') and *relais* ('relay'). In the first and much more frequent case of an *ancrage*, the text contributes to controlling or fixing the reading of the basically polysemous image, so that the recipient chooses *"the correct level of perception"*[25] (Barthes 1999, 37, emphasis in the original). Barthes (1999, 37) describes this process as follows: "The linguistic message no longer guides identification but interpretation, constituting a kind of vice which holds the connoted meanings from proliferating, whether towards excessively individual regions [ ... ] or towards dysphoric values"[26]. At the same time he emphasises the ideological dimension of the image's anchoring through the text: "The text *directs* the reader through the signifieds of the image, causing him to avoid some and receive others; [ ... ] it remote-controls him towards a meaning chosen in advance"[27] (Barthes 1999, 37–38, emphasis in the original). Since the text suggests a selection from the multitude of possible meanings of the

---

[23]   "eine unzureichende Bestimmtheit und inhärente Vagheit".

[24]   "günstig für brisante, heikle oder tabuisierte Themen".

[25]   *"le bon niveau de perception"* (Barthes 1963, 44, emphasis in the original).

[26]   "le message linguistique guide non plus l'identification, mais l'interprétation, il constitue une sorte d'étau qui empêche les sens connotés de proliférer soit vers des régions trop individuelles [ ... ], soit vers des valeurs dysphoriques" (Barthes 1963, 44).

[27]   "le texte *dirige* le lecteur entre les signifiés de l'image, lui en fait éviter certains et en recevoir d'autres; [ ... ] il le téléguide vers un sens choisi à l'avance" (Barthes 1963, 44, emphasis in original).

image and thus leads the reader to a certain pre-determined interpretation, it has repressive or controlling character: "In all these cases of anchorage, language clearly has a function of elucidation, but this elucidation is selective [ ... ]; anchorage is a control [ ... ]. With respect to the liberty of the signifieds of the image, the text has thus a *repressive* value"[28] (Barthes 1999, 38, emphasis in the original). In contrast, in the case of the less frequent relay function, text and image are in a complementary relationship and determine each other mutually. *Ancrage* and *relais* function can definitely coexist in an iconic entity. Furthermore, based on the semantic relation between iconic and linguistic information, different types of linkage can be distinguished – equality/similarity, opposition, complementarity (cf. Stöckl 2011, 59).

## 3.2 THE POSTER AS AN INSTRUMENT OF PREVENTION

As part of a health campaign, the poster primarily has a supporting function. Its main task is to recall known images and messages and thus, consolidate already existing knowledge. In this respect, the poster represents an *Erinnerungsreklame* ('reminder-advertisement', cf. Kamps 1999a, 154), which, however, due to its focus on a concise core message and its signal character is not suitable for narrating stories. Since prevention is generally more likely to convey complex messages, this may be a disadvantage as far as the use of posters in HIV/AIDS education is concerned. In principle, their suitability for the conveyance of health messages has found mixed reviews in research. Studinka (2002, 4), for instance, underlines the central role that the poster plays in containing the pandemic: "The fight against AIDS has given the poster its original function back as a communication tool with broad impact"[29]. Similarly, Roeßiger (2005, 234) emphasises the significance of the posters, which obviously play the main role in AIDS education. This also seems to apply to much of sub-Saharan Africa: "Especially in those countries where other media such as TV, Internet, radio and

---

[28]  "Dans tous ces cas d'ancrage, le langage a évidemment une fonction d'élucidation, mais cette élucidation est sélective; [ ... ] l'ancrage est un contrôle, par rapport à la liberté des signifiés de l'image, le texte a une valeur *repressive*" (Barthes 1963, 44–45, emphasis in original).

[29]  "Der Kampf gegen AIDS hat dem Plakat seine ursprüngliche Funktion als breitenwirksames Kommunikationsmittel zurückgegeben".

newspapers are not widely used, posters play a big role in AIDS prevention"[30] (Offe 2002, 4–5). Even Barley (2002, 45) does not deny the basic
significance of the poster: "The poster has played a special role in promoting AIDS-awareness around the world. It is cheap and flexible, easy to
produce locally and can target specific audiences simply by the fact of its
positioning." Since the poster often does not reach its target group, doubts
about its effectiveness are, however, appropriate. Added to this is the fact
that effective communication about HIV/AIDS – despite nationwide media
campaigns – is still complicated, if not made impossible, by existing taboos
and a thus resulting embarrassment.

Fromm et al. (2011, 49) estimate the suitability of the poster for the
dissemination of health messages to be low as well – albeit for other reasons. On a scale of one to four, the poster receives only the lowest value
with regard to the criteria of 'target group specificity', 'depth of information', 'credibility' and 'topic setting potential'. Only in terms of its range, it
reaches the second level 'medium'. However, it remains unclear on which
criteria or on what foundation this evaluation is based on and to what extent it includes, for example, the results of reception research. Whatever
the effectiveness of the posters in the fight against HIV/AIDS may be, it is
clear that they are an essential part of the campaigns in sub-Saharan Africa,
too. However, to be able to assess their impact in this environment, it must
be borne in mind that posters – in contrast to the European context – are a
relatively young medium here.

## 3.3 POSTERS IN SUB-SAHARAN AFRICA

In sub-Saharan Africa posters are a legacy of the colonial era, "a medium
imported from the West"[31] for which there are no direct equivalents in the
traditional artistic genres (Kramer & Schmidt 2004, 7). On the other hand,
a more widespread form of expression related to the poster in some respects
are signs which, due to their different support, are characterised by greater
stability and durability. Influences from traditional sign painting can be seen

---

[30] "Besonders in den Ländern, in denen andere Medien, wie Fernseher, Internet, Radio
und Zeitungen nicht weit verbreitet sind, spielen Plakate in der AIDS-Prävention eine
große Rolle".

[31] "ein aus dem Westen importiertes Medium".

in the design and use of many locally conceptualised and realised posters. In contrast, the use of posters is "a phenomenon of urban space; the poster is a product of the city"[32] (Kramer & Schmidt 2004, 7). Its spread is due to an "intermediary public which is mainly supported by international aid and development organisations"[33] (Wolf 2006, 120). Especially prevention campaigns – and in particular the numerous HIV/AIDS educational measures of the last three decades – have helped push posters into rural areas, even though outdoors, they often have to compete with the more robust signs.

The fact that posters are not a genuinely African medium, but were primarily spread in the wake of development-cooperation, once again raises the question of their suitability for conveying prevention messages. In this context, it is also relevant that not only the medium per se can be perceived as 'foreign', but that the iconic languages imported together with the medium are often attached to certain cultures, because "images and image stagings from foreign cultural contexts are by no means universally comprehensible"[34] (Kramer & Schmidt 2004, 7). If necessary, they, too, have to be 'translated' or adapted to new contexts, so that the question of recipient design not only arises on the linguistic and textual but also on the visual level. This aspect is even more important because posters – due to their high visual content – are considered to be a particularly suitable means of education in regions characterised by high rates of illiteracy, as in sub-Saharan Africa. However, "the cultural translation of a commonly European image-text combination and poster iconography must be taken into account"[35] (Schmidt 2004, 41). As will be shown later, the question of the cultural anchoring of iconographic means also arises in some of the HIV/AIDS posters examined here (cf. chapter 5). Cultural translation is often necessary, too, because the design of campaigns and their messages

---

[32] "ein Phänomen des urbanen Raums; das Plakat ist ein Produkt der Stadt".

[33] "intermediäre Öffentlichkeit, die vor allem von internationalen Hilfs- und Entwicklungsorganisationen getragen wird".

[34] "Bilder und Bildinszenierungen aus fremdkulturellen Kontexten sind keineswegs global verständlich".

[35] "die kulturelle Übersetzung einer gemeinhin europäischen Bild-Text-Kombination und Plakat-Ikonographie zu berücksichtigen".

is still largely in the hands of international organisations, while local government agencies, such as national HIV/AIDS committees, are mostly involved in on-site implementation. Although the responsible agents claim to promote culturally sensitive prevention, when it comes to francophone sub-Saharan Africa one has still to ask to what extent they fulfil this claim in terms of an adequate linguistic and textual recipient design of the posters and a visual code adapted to the context.

## 4 THE CORPUS

As mentioned in the introduction, the posters examined here are from two sub-corpora. A first, much larger corpus consists of posters from the international collection of the DHMD, whose foundation was laid in the years 2000 to 2002. The Dresden collection currently includes around 9,000 anti-AIDS posters from more than 100 countries covering the time period since 1985 (cf. Roeßiger 2013, 2). In the world's largest stock of HIV/AIDS posters, all continents are represented – even though with significant differences in quantity (cf. Roeßiger 2005, 234). The collection contains well over 200 posters from francophone sub-Saharan Africa, commissioned mainly by international development agencies, non-governmental organisations or government HIV/AIDS committees and created by professional agencies.[36] An important factor for the geographical assignment was "the country in which a poster was hung. However, this is usually not the country of production or of the ordering institution"[37] (Niepelt 2004, 32). Particularly in the case of the African posters of interest here, the place where the poster was commissioned, designed and produced, and the place where it is finally hung, often differ, resulting in the previously discussed 'translation problems'. While a selection of the European poster collection has already been examined in terms of image content and motifs, this does not apply to the same extent to messages designed for and in African countries.[38] Although they provide in-depth insights into the perception and the

---

[36]  This number refers to the year 2002; it is likely to have increased by further purchases.

[37]  "das Land, in dem ein Plakat gehängt wurde. Dies ist meistens aber nicht grundsätzlich das Land der Herstellung bzw. der Auftraggeberinstitution".

[38]  Starting from the assumption that AIDS posters are "witnesses of history [ ... ] and reflections of social discourses" (Niepelt 2004, 19), Niepelt compared in her cultural stud-

social handling of the pandemic and its consequences, they have so far at-tracted little interest. The second corpus consists of my own photographs of posters, banderols and signs dealing with HIV/AIDS which were taken dur-ing various stays in West and Central Africa. These documents are richer in information in that they provide insight into the immediate environment of the posters and, based on a more precise knowledge of the place where the poster was hung, allow assumptions to be made as to whether the choice of content and image motifs as well as the specific linguistic design may actually reach the intended target audience.

In contrast, the anti-AIDS posters from the collection of the DHMD are necessarily context-free. Like entries in a dictionary, they are similar to a virtual sign. On this basis one cannot make statements regarding their factual use, especially their hanging up in a (public) space. Therefore, one is limited to the design of the posters, their visual and textual message, their format, etc., to make assumptions about the designer's intended tar-get group. In both cases, a linguistic or media semiotics analysis can, ul-timately, only reveal the projections of the potential recipient inscribed in the poster. However, recordings that also document the environment of the posters introduce an additional layer of meaning that is important for un-derstanding, by providing information about its hanging, its state of preser-vation, intentional overwriting or changes, traces of use, etc.[39] To grasp this distinction, I differentiate between non-contextualised and contextualised posters in the following. The first type is represented by the Dresden col-lection, while the second type is illustrated by the photographs of posters or signs in their immediate context. Yet, neither of the two sub-corpora en-ables statements about the respective perlocutionary effects of the posters.

---

ies master thesis posters from Germany, France and Switzerland. An art history project on 'AIDS as a Global Media Event. Posters and their iconic language in intercultural comparison', carried out under the direction of Vladimir Cajkovač at the Dresden Mu-seum, also deals primarily with iconographic and iconological aspects.

[39]  Barley (2002, 45) mentions the example of posters advertising literacy programs to refer to their often absurd use: "In Africa, I have seen French posters promoting liter-acy programs happily distributed to illiterate Anglophones to whom they were doubly meaningless, by officials only anxious to hit the targets needed for their reports.".

The study is based on 47 posters in French from the francophone countries of sub-Saharan Africa selected from the collection of the DMHD.[40] These are spread over nine countries in West and Central Africa, with Ivory Coast having 12, Togo 10, Senegal 7, Chad 5, Benin and Burkina Faso 4 each, Niger 3 and Cameroon and Mali 1 poster each. These figures are not related to prevalence rates in the different countries, but are due to the decisions made by the collectors. There are also 25 of my own photographs of posters and signs from Burkina Faso, Cameroon, Mali and Senegal. The posters can be differentiated according to their main intention into educational, motivational, announcement and event posters (Niepelt 2004).[41] In the following, only educational and motivational posters are considered, in which knowledge transfer and change of opinion are the main focus. As far as the prevention messages are concerned, there are both very general and more culture-specific contents and image motifs. While the propagation of condom protection may be universal, the reference to a possible spread of the virus by blades, knives, and similar objects, alluding to the practice of circumcision, is more culturally specific. In addition to advertising for condoms, recurring themes are pleas for faithfulness, information on the common ways of infection as well as the sexual education of adolescents; themes that appear far less frequent – often only documented in one poster – are the topics abstinence, HIV test, cleanliness of the syringes, solidarity with those affected, other sexually transmitted diseases and circumcision. Among the visual strategies are, on the one hand, reminiscences of traditional sign painting with their relatively flat drawings. On the other

---

[40]  Not included were French-language posters from non-francophone countries such as Uganda, Kenya and Tanzania, which – one might assume – are aimed at migrant workers and a few posters in African languages. Posters that existed more than once were counted only once. So-called *Kalenderplakate* ('calendar posters', Kramer 2004) are documented in the collection, but are also disregarded here.

[41]  Fromm et al. (2011, 136–137) generally differentiate the following types of health messages in terms of intention: awareness messages (predominantly focused on information and knowledge transfer), instruction messages (instructions for the implementation of information), and persuasion messages (convincing the recipient of an action). In contrast, Wolf (2006) bases her classification primarily on content-related criteria, while Studinka (2002, 4) also includes artistic solidarity posters that were not primarily commissioned as a means of prevention.

hand, the visual design also borrows techniques that were imported from the West, like the photographic portrait or the comic. The examined posters cover the period from 1989 to 2014, during which time the development of antiretroviral therapies significantly changed the picture of HIV/AIDS, at least in Western countries. Undoubtedly, the analysis of this historical dimension would also be rewarding with regard to sub-Saharan Africa, as it is to be assumed that the posters "condense social models and role models"[42], "so that they function as a kind of reservoir for contemporary desired patterns of behaviour"[43] (Roeßiger 2013, 1). However, such a diachronic perspective cannot be considered in the following as it would go beyond the scope of the present research.

## 5 CASE STUDIES

The case studies are based on four non-contextualised posters from the DHMD's collection as well as two contextualised signs from my own corpus. The selection of examples follows different criteria. Firstly, it is about presenting posters of different regional origins. Burkina Faso, Ivory Coast, Benin, Togo, Mali and Cameroon represent six countries from francophone Africa. Secondly, some of the main HIV-prevention target groups should be represented with key messages. In most regions, these include adolescents before becoming sexually active, people with changing sexual partners, as well as special target groups that are defined more closely through cultural or social factors. This includes, for example, the group of people involved in traditional practices such as circumcision. Though another main focus of prevention, are also people with particularly risky behaviour, such as sex workers or truck drivers, who are frequently accompanied by changing partners during their long journeys through the sub region or who maintain relationships with women at different locations on their route (serial polygamy). Thirdly, the selection aims to provide insight into various iconic motifs and visual strategies of the posters. Especially with a primarily sexually transmitted disease such as HIV/AIDS, there is a tendency towards

---

[42]  "gesellschaftliche Leit- und Vorbilder".

[43]  "so dass sie als eine Art Speicher für zeitgenössisch erwünschte Verhaltensmuster fungieren".

implicit visual messages: "With a disease involving sexuality, a continuing issue is what can actually be shown, and the results often leave audiences to do quite a lot of the work themselves" (Barley 2002, 46). Against this background and knowing about the semantic vagueness of the image, the question arises of how to manage its reading in accordance with the goals of prevention. Fourthly, it is about a more detailed analysis of the linguistic means displayed in the text messages. Here, the attention is focused on the use of local forms and structures of French, which – as previously stated – can be considered as an indication of recipient design.

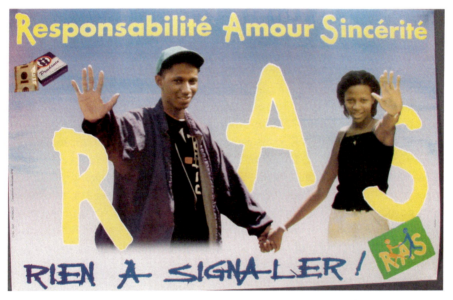

*Fig. 1: Responsabilité – Amour – Sincérité (Burkina Faso) (DHMD 2010/24)*

This poster from Burkina Faso shows a young man and a young woman in a one-quarter profile who are laughing and looking at the viewer with an open expression. Both are dressed in a Western manner. Therefore, in the African context, they not only indicate modernity, but also wealth and an access to education. Although they remain at a certain distance from each other, the two are holding each other's hand so that an interpretation as them being lovers seems likely. The interpretation of their other arms that are facing the viewer with their palms at about head height is ambiguous. This gesture can be read as a greeting. It could also be a symbol of a boundary or a stop, signalling to the viewer 'this far and not farther'.[44] The ambiguity is channelled somewhat by the slogan "Rien à signaller!" ('Nothing to show', 'Nothing to report'), as one can also interpret the open palm as an illustration of the statement that the couple has nothing to hide. In the context of HIV/AIDS prevention, this probably means that there is no HIV infection. At the top of the image, the words "Responsabilité, Amour, Sincérité" ('responsibility, love, sincereness') propagated by the campaign can be read in yellow, slightly clumsy looking block letters. The blue background resembles a sky that brightens towards the lower side of the poster and eventually turns into white. The couple appear to be floating on a cloud with the slogan "Rien à signaler!" on it, which seems to have been handwritten in blue block letters.[45] The letters "RAS" in yellow – these are the initials of both the "Responsabilité, Amour, Sincérité" headline and the slogan "Rien à signaler!" – seem to be floating around the couple. By metonymy, they have become the name of the multiplicators that accompany the measure financed by the German Reconstruction Credit Institute (*Kreditanstalt für Wiederaufbau, KfW*) (cf. Drescher 2007). It would therefore also be plausible to perceive the couple as two "RAS" peer educators. This interpretation is supported by the logo of the campaign, which can be seen in the lower right corner of the image. It consists of the acronym "RAS", in the middle of which are two stylised, laughing figures holding hands. In this case, holding each other's hand would be interpreted primarily as an expression of solidarity.

---

[44]  I owe this way of interpretation Liliane Ngawa (Bangangté, Cameroon).

[45]  In the knowledge of the campaign's international initiators, it can be assumed that phrases like "wie im siebten Himmel" ('to be in seventh heaven') or "to be on cloud nine" could have served as the examples. In general, advertising likes to refer to the already known. On a linguistic level, this concerns phrasemes and other ready-made elements, which are often modified and reinterpreted. In addition, recourse to already established image motifs and iconographies is common, as stressed by Strasser (2002, 47): "Advertising makes what has been produced or formulated in other contexts and with other intended meanings available for its purposes." ("Die Werbung macht für ihre Zwecke verfügbar, was in anderen Kontexten und mit anderen Bedeutungsabsichten gefertigt oder formuliert wurde.").

There is another diagonally placed element that attracts the viewer's attention: at the left upper side of the image, in the extension of the hand of the young man, there is a small pack of condoms of the brand "Prudence" ('caution') with the logo of a hugging heterosexual couple as well as the inscriptions "4 capotes 50 F" ('4 condoms 50 F') and "Plaisir et Sécurité" ('pleasure and security') on the side of the pack. In addition, a single, very discreetly advertised condom in gold-brown packaging can be seen. On the leftmost edge of the poster, information is given about the organisations responsible for the campaign: "CNLS – MST PROMACO Coopération allemnade [sic!] KFW". The acronyms stand for "Comité National de Lutte contre le Sida – Maladies Sexuellement Transmissibles" ('National Committee for the Fight against AIDS – Sexually Transmitted Diseases') as well as for a social marketing project that sells health messages in addition to "Prudence" condoms. This knowledge about the initiators and sponsors of the campaigns is decisive, especially with regard to the moral values propagated in the messages – often abstinence, faithfulness or the postponement of the first sexual contact. Therefore, it is "as instructive to read the small print at the bottom of a poster, saying who has paid for it, as it is to take in the headline message" (Barley 2002, 48).

The iconic motif and the visual design of the poster leave no doubt that it is aimed at the target group of (rather well-situated) young people. It is also clearly dominated by the image, and the few text elements are completely unremarkable from a linguistic point of view. They comply with the standards of hexagonal French and do not show any regional markings. It is also noteworthy that explicit references to HIV/AIDS are missing entirely. The poster seems to function as a 'reminder-advertisement'. Whilst being embedded in a comprehensive prevention campaign, it primarily serves to keep their messages in the awareness of the target groups. The condom is presented rather casually; the recipient must conclude on his/her own that it is a central means of avoiding new infections. This confirms the hypothesis that a tendency towards implicit visual and linguistic messages can be observed especially in sexually transmitted diseases. In this case, the text, but above all, the awareness of the campaign and its goals, significantly contribute to a control of its visual understanding. Yet, only the educated urban middle and upper classes – who also represent the actual target group – are likely to be able to 'correctly' decode the image and text. Since Burkina Faso is still characterised by high rates of illiteracy and little knowledge of the official language French, a wider reception can only be ensured by accompanying measures belonging to the field of direct, personal communication. Thus, posters can serve as a basis for discussions in focus groups and consequently become the subject of a deepened, collective reception. Such reception habits have been historically proven in Europe as well.[46]

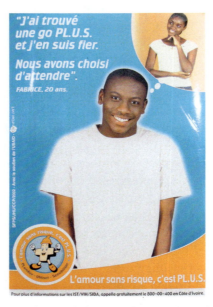

*Fig. 2: L'amour sans risque, c'est PL.U.S. (Ivory Coast) (DHMD 2010/226)*

This poster from the Ivory Coast depicts a young, smiling man in form of a half-length portrait and in frontal view, who stands out clearly from

---

[46] Wettengel (2004, 5), who describes this for the 17th and 18th centuries, states: "For only marginally literate communities, the image alone must be understandable; the supplementary text is suitable for a reader who will use it in conversation with others as a subject of instruction and communication." ("Für nur oberflächlich alphabetisierte Gemeinschaften muss das Bild allein schon verständlich sein; der ergänzende Text ist geeignet, von einem Vorleser im Gespräch mit den anderen Gegenstand der Belehrung und der Kommunikation zu werden.").

a turquoise blue background. He is wearing a short-sleeved white T-shirt and is holding his arms alongside his body. They disappear at the bottom, into the orange framing of the image. That is also where the slogan of the campaign, "L'amour sans risque, c'est PL.U.S." ('Love without risk, that's PL.U.S.') is shown. Underneath the slogan, on a white background, information on a free telephone number is provided, under which the viewer, who is addressed here directly with a verb in the imperative form ("appelle", 'call!'), can receive further information on sexually transmitted diseases and HIV/AIDS ("Pour plus d'informations sur les IST/ VIH/ SIDA, appelle gratuitement le 800–00–400 en Côte d'Ivoire"). The information about the person responsible for the design of the poster is written in small print on the left side.[47]

On the right, above the head of the young man, is a cut bubble, in which in form of a half-length portrait, in a three-quarter profile, a smiling young woman is shown in a bright, sleeveless T-shirt in front of a towards the edge brightening orange background. She is resting her head slightly tilted, on her left hand, while the right hand is touching her left elbow. The bubble, which is connected to the young man's head by smaller bubbles, suggests to an observer familiar with this iconic language that the young man seems to be thinking about the young woman. One can assume that she is his girlfriend. On the left side, above the head of the young man, a message marked by quotation marks can be read: "J'ai trouvé une go PL.U.S. et j'en suis fier. Nous avons choisi d'attendre" ('I found a girl PL.U.S. and I am proud of that. We decided to wait'). Underneath it, it reads in smaller writing "Fabrice. 20 ans" ('Fabrice. 20 years old'), so that the reader can connect the statement to the depicted young man, who is personalised by

---

[47] "SFPS/JHU/CCP2002 – Avec le soutien de l'USAID – Clin d'Oeil J.WT". "SFPS" stands for "Santé Familiale et Prévention du Sida" ('Family Health and AIDS Prevention'), "JHU/CCP" for the "John Hopkins University Center for Communication Programs", which designed this now completed campaign on behalf of the United States Development Assistance Ministry, which is indicated by the acronym "USAID" ('United States Agency for International Development'). 2002 is probably the year the poster was designed and "Clin d'Oeil J.WT" is the name of the executive agency. The campaign started in 1998 and ran in Ivory Coast, as well as in Burkina Faso, Cameroon and Togo (cf. www.payson.tulane.edu/project-partners/johns-hopkins-university-cent er-communicationprograms; last access 29.08.2014).

a first name and an age. The choice of motif resembles testimonials, i.e. the use of people who are prominent or well-known in the target group, in order to increase the acceptance of the message (Fromm et al. 2011, 137).

However, this poster also disregards an explicit message. Instead, it is up to the viewer to decode the message. The first part of the quote is interesting from a linguistic point of view, since with "go" ('young woman, girl'), it has a regional marked form of French. This term, well known in many francophone countries in Africa, has now even become part of the French youth language. In addition, "PL.U.S." attracts attention. Given its unusual graphics it could be seen an acronym. On the one hand, the syntagma "une go PL.U.S." can be understood as 'a super woman', 'a great girl'. On the other hand, another element on the lower left side, introduces an additional semantic layer. It is a circle built up of three rings in different colours, remotely resembling a stamp. In its centre, a figure can be seen that seems to have come from a comic due to its oversized feet and hands. Its body consists of a cross, on which a strongly stylised, broad-laughing face is drawn. A pointed cap is stretched over the upper arm of the cross, which, on closer inspection, turns out to be a condom. In the lower half of the circle around it, it reads: "Planifier – Utiliser – Sensibiliser" ('Plan – Use – Raise Awareness'). Above this, the slogan "L'amour sans risque, c'est PL.U.S." is written again. Apparently, "PL.U.S." is a condom brand, which in turn is only advertised indirectly with this poster. This gives the expression "une go PL.U.S." another contextual meaning that could perhaps be paraphrased as 'a young woman who knows about the dangers of HIV/AIDS and accepts only protected sexual intercourse'. However, this contradicts the second part of the statement – "Nous avons choisi d'attendre" – which clearly propagates abstinence. In that, the message is unclear: Is it about promoting safer sex and condoms? Or are moral values like postponing the first sexual encounter the main focus here? It is also imaginable that condoms should not be advertised openly for certain reasons (moral, religious, etc.), so allegedly, the poster promotes abstinence, whilst still including a subtle reference to the actual product. Here, a more in-depth research on the organisations and funders responsible for the campaign and their goals could help find additional information.

This second example is also a rather image-heavy poster that addresses the target group of modern and educated young people. It seems more complex than the poster from Burkina Faso due to its higher portion of text and partially implicit arguments, as well as its visual strategy. The imagery clearly borrows from the comic, an originally Western medium that is consumed primarily by young people. However, its visual means such as the thought bubble or the figure reminiscent of Mickey Mouse, visible in the logo of the condom brand, are probably not universally decodable, but require a certain experience in dealing with these types of texts. For observers who are not familiar with these iconographic elements, the visual message of this poster will probably remain obscure or evoke other associations. It is noticeable that a youth-language element has been used in the text's message, which indicates an effort to adapt to the language habits of the target audience. Both in visual and in linguistic-textual terms, a rudimental tailoring towards the target group of adolescents can be recognised, whereby the 'correct' interpretation of the iconographic elements relies on the control by language in the sense of an *ancrage* and the connection to HIV/AIDS is only established indirectly, like in the first poster.

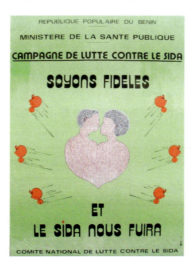

*Fig. 3: Soyons fidèles (Benin) (DHMD 2010/293)*

This poster from Benin differs from the two previous ones by its clear message, which is also rather simple in its visual implementation: In order to avert the danger of AIDS, the poster calls for faithfulness. In the centre of the picture, against a green background, the outline of a stylised, naked couple stands out, who are embracing each other intimately, with their two upper bodies merging together into the shape of a heart. The faces shown in profile are only hinted at. However, the shape of the head and the fullness of the hair suggest an interpretation of one figure as a man and the other as a woman. The 'heart-couple' is surrounded by six little figures with big black eyes and implied arms, followed by dark arrows. Their body consists of a small circle in which "sida" ('AIDS') is written vertically. A larger circle is placed on their body as an oversized head, and on the right side "virus" can be read in block letters. The figures that symbolise the 'AIDS virus' seem harmless and humorous, rather than threatening. The only aspect that indicates danger is the colour orange. The figures resemble cartoon characters, with the arrows apparently expressing the great speed with which they are moving away from the couple.

The upper and lower thirds of the poster contain the text components, which are in different fonts, but are kept in the same colour black. The notice of its source – which resembles a public announcement – appears at the upper side of the poster: The People's Republic of Benin represented by its Ministry of Public Health ("République populaire du Bénin – Ministère de la santé publique") is responsible for this campaign to fight AIDS ("Campagne de lutte contre le sida"), which is typographically marked by an underlining and a circular font. The text message is in the same font, but now much larger and set in bold. The first part of the message, "Soyons fidèles" ('Let's be faithful'), appears above the couple, while the second part "Et le sida nous fuira" ('And AIDS will flee from us') is written underneath, in two lines. At the bottom of the picture, "Comité national de lutte contre le sida" ('National Committee for the Fight against AIDS') provides an additional specification of the source, while on the right side, it refers to the responsible agency in very small writing.

The visual language of this poster seems almost naïve and amateurish in comparison to the two professionally designed examples from Burkina Faso and Ivory Coast. Not only is the colour scheme completely different, the image motifs also differ significantly: realistic glossy photos on the one hand and sketchy drawings on the other. They too, however, rely on elements of Western iconography for their comic-like figures. In addition, the idea of the heart as a symbol of love, on which the visual message of this poster is based, is by no means universal but culturally bound. The couple embracing intimately, however, visually indicates the subject of intercourse more explicitly than the previous posters did. Nevertheless, the image on its own remains ambiguous. In order to steer its interpretation in the sense of an *ancrage*, the text components are absolutely necessary. This applies in particular to the interpretation of the gnomish figures being chased by arrows as embodiments of the 'AIDS virus'. The simplification of the message seems responsible for the fact that no distinction is made here between the HIV virus and AIDS as the fully developed disease. The text message is also relatively simple; it is an appeal to faithfulness that explicitly includes the sender of the message, since the verb "soyons" ('let's be') is used in the imperative mood with a first-person plural subject. The graphical arrangement of the message, which is divided into a part preceding and another following the image, illustrates a linguistically implicit, argumentative if-then relationship. The consecutive aspect is further emphasised by the highlighted position of the conjunction "et" ('and'). Otherwise, the rather concise message is written in neutral French, which contains no evidence of being anchored in an African context. The intended target group is barely specified in socio-demographic terms. The focus is probably on heterosexual couples who are approached in a very general way and are also expected to have knowledge of French and the ability to read at least simple texts.

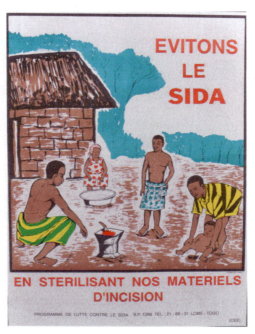

*Fig. 4: Evitons le Sida (Togo) (DHMD 2002/639)*

The flat drawings of this poster originating from Togo, where iconographic are also very much dominant, invoke the visual traditions of West Africa even more clearly. A circumcision scene in a rural setting is shown. You can see a thatched hut, which is only partially in the image, and in front of it, a woman behind a large round bowl. In the front, three men are encircling a fireplace with a knife lying in its embers. One of the men is bending over a naked boy sitting on the floor. The man is keeping the boy's legs wide apart, so that his genitals are clearly visible. All people involved are dressed in a traditional fashion. The large trees indicated in the background as well as the brown ground suggest that the scene is set in a very rural location. The illustrations are schematic and flat. The dominating colours are red-brown and blue-green tones, from which the clothing of the figures and the red of the font stand out. In the upper right third of the poster, the message "Evitons le sida" ('Let's avoid AIDS') can be seen, with the word "sida" ('AIDS') typographically highlighted in bold. Under the drawing, framed by a narrow black border, it reads: "En stérilisant nos matériels d'incision" ('By sterilising our circumcision equipment'). At the bottom of the image, in a much smaller font, is the address of the organisation responsible for the poster: "Programme de lutte contre le sida BP. 1396 Tél .: 21 – 88 – 31 Lomé – Togo".

Again, the message is spatially divided into two parts: While the request to avoid AIDS – visible again in the sender-enclosing first person plural ("évitons") – was integrated into the image, the caption provides instructions by specifying how this request can be achieved, namely by sterilising the circumcision utensils. The image and text are largely redundant. The image portrays exactly what the second part of the text's message urges to do. However, the image alone does not suffice to make the connection to AIDS clear. This only happens linguistically, so that both the image and the text are required to understand the overall message. Similar to the previous poster, we also encounter a simplified content: HIV is likened to AIDS in support of a concise and plausible message. Linguistic deviations from standard French cannot be detected.

Since the poster refers to the practice of circumcision, which often takes place in initiation rites, it focuses on a culture-specific content. The design of the image motif corresponds with this idea but raises the question as to how far the public representation of an event, which in principle is accessible only to insiders, will violate a taboo. The target group includes, in particular, those involved in circumcision, as well as those who, in one way or another, are involved in such ceremonies. One could expect the text's message to be written in one of Togo's linguas francas, given that the addressees are presumably located in a traditional rural environment where French, the official language, is scarcely common. Since Togo's indigenous languages were mostly standardised just recently, the writing skills of their speakers are almost non-existent, so that the poster would probably fail to reach its addressees even with a translation into one of these African languages. Due to the diglossia situation, which characterises all francophone states of West and Central Africa, the field of writing still falls exclusively to French. This not only raises the question of language choice, which is extremely complex in multilingual societies, but also the much more fundamental question of the suitability of the poster medium for HIV/AIDS campaigns in sub-Saharan Africa, to which I will get back to in the conclusion.

After having analysed four context-free posters from the collection of the DHMD, I will now present two items that I have photographed in Mali and Cameroon. Since these HIV/AIDS prevention messages have been documented in their immediate context, hypotheses can be made on potential perlocutionary effects.

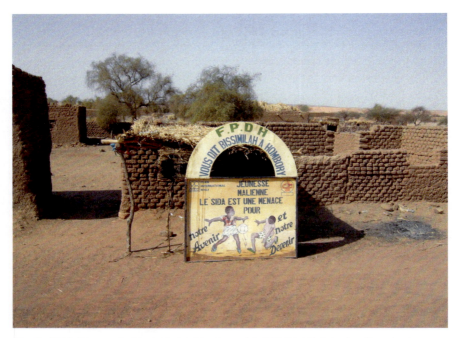

*Fig. 5: F.P.D.H. vous dit bissimilah à Hombory (Mali 2006) (© Martina Drescher)*

"F.P.D.H." – an acronym for "Femmes pour la Paix et Droits Humains" ('Women for Peace and Human Rights') – welcomes visitors to the city of Hombory (Mali) with this message. The object made of wood or metal, which, due to its stability, is more a sign than a poster, has an unusual shape: An almost square lower part is surmounted by an arch. It is leaning against a thatched shelter at the locality's border. Next to it are the remains of a fireplace. Rundown or unfinished huts in the traditional mud brick construction can be seen surrounding the fireplace. The sign shows traces of usage with its faded colours and dirt on the left-hand side.

The visual message draws on elements from traditional sign painting. Two boys in shorts and T-shirts, who look very dynamic with their far-reaching movements, are shown playing with a ball. In the upper centre of the image, in large block letters, it reads: "Jeunesse malienne le sida est une menace pour" ('Malian youth AIDS is a threat to'). This message is continued – now in cursive – on the left and right-hand side of the playing children, with "notre Avenir" ('our future') and "et notre Devenir" ('and our future development'). At the top of the image, the logo and the name of the organisation "Plan International Mali" is visible on the left as well as another symbol on the right. The acronym "F.P.D.H." is written in the arch, underneath it, "vous dit bissimilah à Hombory" ('welcomes you to Hombory') can be seen. "Bissmilah" is a phrase borrowed from Arabic, which means something like 'in the name of God'. It is a framing device used in Islamic societies usually at the beginning of an activity. Here, it serves as a greeting. The use of this expression, which is very common in Mali and other Islamic countries in sub-Saharan Africa, expresses an orientation to the recipient, which is located primarily on a pragmatic level. The Malian youth is explicitly addressed as the target group of the message. However, because of their age, the depicted children cannot (yet) be the addressees, so that a certain incongruity between visual and textual message arises. The intention also remains unclear, since more specific demands for action as well as indications of possible transmission routes or measures of protection against an infection are missing. Apparently, it is about generally increasing the awareness of the disease and pointing out the dangers emanating from it. The placement of the sign, which in itself indicates an imbalance between image and text, also suggests that it does not necessarily reach its target audience.

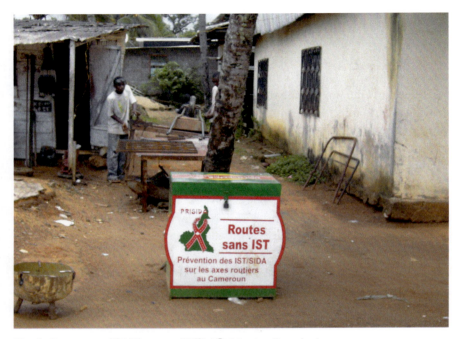

*Fig. 6: Routes sans IST (Kamerun 2009) (© Martina Drescher)*

A green box, which has been placed on the roadside and secured with a padlock, acts as a support for this object that was photographed in Dschang, a city in Western Cameroon. It is a stand of the "PRISIDA" campaign ("Prévention des IST/SIDA sur les axes routiers du Cameroun", 'Prevention of STDs/AIDS in Cameroon's Transport Axis'), which is carried out by the American organisation "Care International". The container is used for the presentation and storage of various materials: leaflets and brochures, condoms and so-called 'carnets de fidélité', which are booklets handed out to truck drivers to document HIV/AIDS tests or treatments for sexually transmitted diseases.[48] On the front, there is a white sign with a red frame, which bulges out slightly towards the middle. In the left upper quarter of the sign, the green-held outline of Cameroon can be seen; an AIDS ribbon has been placed around its northern tip. The rim of the ribbon is white, and

---

[48] I would like to thank Didérot Djiala (Dschang, Cameroon) for this information.

the red band is divided by broken white lines, giving the impression of a two-lane road. Above the ribbon, the acronym "PRISIDA" is visible in red letters. On the right-hand side one can read the slogan "Routes sans IST" ('roads without STDs'), which is framed by two red lines. The entire lower third of the sign is taken up by the name of the campaign, which is clearly aimed at truck drivers. As already mentioned, in sub-Saharan Africa these form an important target group for prevention measures, which fight against the transmission of sexually transmitted diseases, especially HIV/AIDS. The linguistically unmarked text, which delivers a relatively general message, is tailored directly to this specific group of people. Once again it is a 'reminder-advertisement', which primarily serves to raise awareness of the problem and to keep the risk of the immunodeficiency disease alive in everyone's mind. As seen in the photo, the container is located in front of a small repair shop right on the edge of a busy street. So, the place where the message is being spread can be expected to reach its target audience.

## 6 CONCLUSION

Finally, I would like to return to the questions of cultural specificity and recipient design. With a view to anti-AIDS posters, Studinka (2002, 4) states "to believe that you can tackle the global problem in a 'global' language would be naive."[49] 'Language', here, is understood in a broad sense, including images and other semiotic resources. So, what about the linguistic and visual codes in the previously analysed posters? Do we come across the international language of prevention that is often frozen into stereotypes and set phrases? Or do the text and image messages creatively deal with the life worlds of their target groups? Does the choice of themes and motifs reflect a culture-specific layout? And what role does language play here? Is the tailoring of the layout towards an addressee reflected in a corresponding recipient design, which, as initially assumed, is voiced primarily in the use of a local, Africanised French?

While culture-specific content can be found in the campaigns, the visual implementation of the message is often, but not exclusively, based on

---

[49] "zu glauben, man könne dem globalen Problem in einer 'globalen' Sprache beikommen, wäre naiv".

a Western imagery. Borrowings are also made from African pictorial traditions. All the posters examined here, are dominated by images and have rather little text. This seems to apply to all posters from francophone sub-Saharan Africa. It might be due to the high percentage of illiterates in the overall population, for whom a visual message is supposed to be easier to decode. Additionally, the fact that the countries of francophone Africa are generally multilingual and that the percentage of people who have knowledge of the official language varies considerably depending on country, region, gender, age, occupation, and so on, might explain why most posters rely on the visual message. In states where, at best, about 30 percent of the total population understands French, one can interpret the preference for imagery as an adaptation to the specific conditions of reception. In addition, the poster itself already shows a great affinity to the image: "Texts of posters are not texts to read, but to see. They must be comprehensible at a glance and in their entirety. Poster texts have to be images. Text images"[50] (Schirner 1988, 23, quoted after Straßner 2002, 48). Therefore, it is not surprising that anti-AIDS posters are dominated by images in Western countries as well (Barley 2002, 45).[51]

While the visual strategies clearly show an alignment on African viewing and reception habits, this hardly applies to the linguistic implementation of the messages, which is almost entirely based on the exogenous norm of France. Diatopically marked forms and structures or borrowings from the contact languages that refer to a local French are not used – apart from the exception *go* ('young woman, girl'). In this respect, posters from francophone Africa appear to be significantly different to those from other countries and regions represented in the DHMD collection. For example, Niepelt (2004, 71) states that for the German, French and Swiss posters she is examining, people are "trying everywhere to convey messages that are designed to the target group and that are drawn from life, by using an ev-

---

[50]  "Plakattexte sind keine Texte zum Lesen, sondern zum Sehen. Sie müssen auf einen Blick und als Ganzes erfaßt werden können. Plakattexte müssen Bilder sein. Textbilder".

[51]  In contrast, Niepelt (2004, 56), referring to her European corpus, says that sex education posters are particularly text-heavy, as a lot of complex knowledge is conveyed.

eryday language"[52]. This is revealed, for example, in the choice of strongly diastratically marked lexemes such as "ficken" ('to fuck') or "bumsen" ('to hump'). Such changes in colloquial or even vulgar registers are not observed in the posters analysed here. However, especially with primarily sexually transmitted diseases, they lead to the more general question of how to talk about sexuality at all. In the words of Barley (2002, 47): "Should the vocabulary, like the image, be that of the medical, the polite or the erotic body?" The African posters show a clear preference for medical terminology or a neutral, 'polite' style. Whereas, eroticism – be it through an image or text – is not part of the strategies used to convey knowledge about HIV/AIDS. This could be due to an adaptation to prevailing local beliefs about dealing with sexuality. It could, however, also reflect the moral values of the sponsors as well as those responsible for the design of the messages. This question arises in particular with the posters of the DHMD, most of which were commissioned by international organisations. In contrast, a recent dissertation on Cameroonian anti-AIDS posters shows that locally produced messages are less restrained in linguistic terms (cf. Djiala Mellie 2016). Besides, they have a much higher percentage of forms and structures borrowed from contact languages or display marks of regional French. However, as global players are responsible for the majority of prevention measures in sub-Saharan Africa, the question of an adequate tailoring towards recipients arises here again. From the perspective of reception research, there is no doubt that a lack of consideration of the target group's day-to-day world and language can have negative effects or be responsible for the non-occurrence of the intended behavioural changes (cf. Bonfadelli & Friemel 2006, 123). In addition, even in the multilingual and partially literate countries of francophone sub-Saharan Africa, the medium reaches its limits. Since, even if they rely on the visual parts and convey them in a familiar imagery, posters with complex health messages can hardly do without language and writing. However, they only ever reach a portion of the population. Especially, the most vulnerable groups are probably only partially addressed with this medium. Therefore, the question remains to what

---

[52] "allerorts zielgruppengerechte und lebensnahe Botschaften zu vermitteln, indem man die Sprache aus dem Leben greift".

extent posters are suitable means of prevention in such an environment and
which target groups can be reached at all.

REFERENCES

Barley, Nigel (2002): Selling Doomsday. In: Visuelle Strategien gegen AIDS. In-
    ternationale AIDS-Präventionsplakate. Zürich: Museum für Gestaltung Zürich
    & Lars Müller Publishers, 45–50.
Barthes, Roland (1963): Rhétorique de l'image. In: Communications 104, 40–50.
Barthes, Roland (1999): Rhetoric of the image. In: Evans, Jessica & Hall, Stuart
    (eds.): Visual Culture: The Reader. London, Thousand Oaks, New Delhi: Sage
    Publishing, 33–40.
Bonfadelli, Heinz & Friemel, Thomas (2006): Kommunikationskampagnen im
    Gesundheitsbereich. Grundlagen und Anwendungen. Konstanz: UVK.
Djiala Mellie, Didérot (2016): Sensibilisation contre le VIH/SIDA au Cameroun.
    Analyse sémiolinguistique des affiches. University of Bayreuth: PhD disserta-
    tion.
Drescher, Martina (2004): Zur Interkulturalität der Wissenskommunikation. Das
    Beispiel der HIV/AIDS-Prävention in Burkina Faso. In: Gesprächsforschung.
    Online-Zeitschrift zur verbalen Interaktion 5, 118–147.
Drescher, Martina (2007): Global and local alignments in HIV/AIDS prevention
    trainings: A case study from Burkina Faso. In: Communication & Medicine
    4–1, 3–14.
Drescher, Martina (2008): Im Spannungsfeld von Emotion und Tabu: Das Beispiel
    der HIV/ AIDS-Prävention in Burkina Faso. In: Bulletin suisse de linguistique
    appliquée (VALS – ASLA) 88, 115–141.
Drescher, Martina (2010): Contextualizing local knowledge: Reformulations in
    HIV/AIDS prevention in Burkina Faso. In: Higgins, Christina & Norton,
    Bonny (eds.): Language and HIV/AIDS. Bristol et al.: Multilingual Matters,
    197–213.
Drescher. Martina (2015): Zwischen Nichtwissen und Wissen: Plakate als Medium
    der HIV/AIDS-Prävention im frankophonen Afrika. In: Zeitschrift für ange-
    wandte Linguistik 63/1, 169–201.
Fromm, Bettina, Baumann, Eva & Lampert, Claudia (2011): Gesundheitskommu-
    nikation und Medien. Stuttgart: W. Kohlhammer.
Goodwin, Charles (1981): Conversational organization. New York et al.: Aca-
    demic Press.
Hurrelmann, Klaus & Leppin, Anja (2001): Moderne Gesundheitskommunika-
    tion – eine Einführung. In: Hurrelmann, Klaus & Leppin, Anja (eds.): Moderne

Gesundheitskommunikation. Vom Aufklärungsgespräch zur E-Health. Bern: Hans Huber, 9–21.

Hurrelmann, Klaus, Klotz, Theodor & Haisch, Jochen (2004): Einführung: Krankenheitsprävention und Gesundheitsförderung. In: Hurrelmann, Klaus, Klotz, Theodor & Haisch, Jochen (eds.): Lehrbuch Prävention und Gesundheitsförderung. Bern: Hans Huber, 11–19.

Janich, Nina (1999/⁴2005): Werbesprache. Ein Arbeitsbuch. Tübingen: Narr.

Kamps, Johannes (1999a): Theorien des Plakats. In: Leonhard, Joachim-Felix, Ludwig, Hans-Werner, Schwarze, Dietrich & Straßner, Erich (eds.): Medienwissenschaft. HSK volume 15.1. Berlin & New York: de Gruyter, 148–161.

Kamps, Johannes (1999b): Plakat. Tübingen: Niemeyer.

Kramer, Dieter & Schmidt, Wendelin (2004): Einleitung. In: Kramer, Dieter & Schmidt, Wendelin (eds.): Plakate in Afrika. Frankfurt am Main: Museum der Weltkulturen, 7–8.

Kramer, Dieter (2004): Ein altes Medium im neuen Kontext. In: Kramer, Dieter & Schmidt, Wendelin (eds.): Plakate in Afrika. Frankfurt am Main: Museum der Weltkulturen, 9–18.

Loss, Julika & Nagel, Eckehard (2010) Social Marketing – Verführung zum gesundheitsbewussten Verhalten: In: Gesundheitswesen 72, 54–62.

McDermott, Robert J. (2001): Soziales Marketing: Ein Instrument der Gesundheitserziehung. In: Hurrelmann, Klaus & Leppin, Anja (eds.): Moderne Gesundheitskommunikation. Vom Aufklärungsgespräch zur E-Health. Bern: Hans Huber, 164–168.

Niepelt, Meike (2004): Gib AIDS keine Chance. Eine qualitative und quantitative Analyse visueller Strategien gegen AIDS am Beispiel deutscher, französischer und schweizerischer AIDS-Präventionsplakate des Deutschen Hygiene-Museums. Tübingen: Eberhard Karls University of Tübingen, Faculty of Social and Behavioral Sciences, Academic Thesis within the Master's Examination in Empirical Cultural Studies, unpublished manuscript, 166 pages.

Offe, Johanna (2002): Die afrikanischen Plakate der Internationalen AIDS-Plakatsammlung des Deutschen Hygiene-Museums in Dresden: Vorläufige Ergebnisse der Analyse. Lecture on June 21, 2002 at the German Hygiene Museum Dresden (DHMD), unpublished manuscript, 19 pages.

Roeßiger, Susanne (2005): 7000 Plakate gegen AIDS. Eine internationale Plakatsammlung des Deutschen Hygiene-Museums in Dresden. In: Curare 28/2–3, 233–236.

Roeßiger, Susanne (2013): Safer Sex und Solidarität. Die Sammlung internationaler AIDSplakate im Deutschen Hygiene-Museum. In: Zeithistorische

Forschungen/ Studies in Contemporary History 10/3. Online edition: http://www.zeithistorische-forschungen.de/3-2013/id=4661, 07.03.2018.

Sacks, Harvey, Schegloff, Emanuel & Jefferson, Gail (1974): A simplest systematics for the organization of turn-taking for conversation. In: Language 50/4, 696–735.

Schmidt, Wendelin (2004): Populärkultur und visuelle Kommunikation: Plakat-'Kunst' in Westafrika. In: Kramer, Dieter & Schmidt, Wendelin (eds.): Plakate in Afrika. Frankfurt am Main: Museum der Weltkulturen, 27–42.

Schuster, Hermann (2006): *Der Geist ist willig, aber das Fleisch ist schwach.* AIDS-Prävention im Spannungsfeld von Vernunft, Trieb und Gefühl. In: Drescher, Martina & Klaeger, Sabine (eds.): Kommunikation über HIV/AIDS. Interdisziplinäre Beiträge zur Prävention im subsaharischen Afrika. Münster: Lit Verlag, 279–293.

Stöckl, Hartmut (2010): Textsortenentwicklung und Textverstehen als Metamorphosen – am Beispiel der Werbung. In: Stöckl, Hartmut (ed.): Mediale Transkodierungen. Metamorphosen zwischen Sprache, Bild und Ton. Heidelberg: Winter, 145–172.

Stöckl, Hartmut (2011): Sprache-Bild-Texte lesen. Bausteine zur Methodik einer Grundkompetenz. In: Diekmannshenke, Hajo, Klemm, Michael & Stöckl, Hartmut (eds.): Bildlinguistik. Berlin: Erich Schmidt. 43–70.

Straßner, Erich (2002): Text-Bild-Kommunikation. Bild-Text-Kommunikation. Tübingen: Niemeyer.

Studinka, Felix (2002): Vorwort. In: Visuelle Strategien gegen AIDS. Internationale AIDS- Präventionsplakate. Zürich: Museum für Gestaltung Zürich & Lars Müller Publishers, 4.

Wettengl, Kurt (2004): Grußwort. In: Kramer, Dieter & Wendelin Schmidt (eds.): Plakate in Afrika. Frankfurt am Main: Museum der Weltkulturen, 5.

Wolf, Angelika (2006): *Das, was kommt, schlägt nicht die Trommel.* Botschaften von AIDS- Aufklärungsplakaten der postkolonialen Wendezeit in Malawi. In: Drescher, Martina & Klaeger, Sabine (eds.): Kommunikation über HIV/AIDS. Interdisziplinäre Beiträge zur Prävention im subsaharischen Afrika. Berlin: Lit Verlag, 117–154.

www.francophonie.org/carto.html
www.unAIDS.org